L'HÔPITAL MALADE DE LA RENTABILITÉ

Pr. André Grimaldi

L'HÔPITAL MALADE DE LA RENTABILITÉ

Fayard

Librairie Arthème Fayard, 2009
ISBN : 978-2-213-63755-6

Je dédie ce livre à mes ami(e)s et collègues ; Marie-Germaine Bousser, Véronique Leblond, Bertrand Godeau, Jean-Paul Vernant, José Timsit, Danièle Dubois, Bruno Devergie, Alain Gaudric, Alain Sobel, Gilles Pialoux, Thomas Papo, Agnès Hartemann-Heurtier, Zahir Amoura, et aux cadres infirmiers Dominique Vincenzi et Gisèle Hoarau qui ont lancé avec moi, le 18 juin 2008, l'appel pour sauver l'hôpital public (www.appel-sauver-hopital.fr).

Voilà que le vocabulaire marchand gagne ce qu'il y a en nous de plus intime.

Jean-Bertrand Pontalis, *Fenêtres*,
Paris, Gallimard, 2000.

Avant-propos

POURQUOI CET ESSAI SUR L'HÔPITAL ?

Arrivant en fin de carrière, je mesure le chemin parcouru en quarante ans, depuis l'époque des salles communes jusqu'au développement des unités de soins intensifs. Lorsqu'en 1958, on instaurait le plein-temps, Raymond Vilain, patron connu pour son sens de la formule et sa causticité, déclarait : « Les seuls plein-temps du service sont les staphylocoques. Quant à la triple fonction de soins, d'enseignement et de recherche, je me demande bien ce que les médecins vont chercher en dehors des dossiers égarés. »

En une génération, l'hôpital a connu une réelle révolution. Aujourd'hui, la transplantation cardiaque est tout simplement banalisée ; l'opinion publique trouve normal que dans les six heures qui suivent un infarctus du myocarde, un patient arrive en salle de coronarographie pour bénéficier d'une désobstruction de l'artère et, bientôt, elle exigera, à juste titre, qu'un patient ayant subi un accident vasculaire cérébral puisse bénéficier, dans les quatre heures, d'un traitement dissolvant le caillot, afin d'éviter la constitution définitive d'une hémiplégie. Et pourtant, l'hôpital va mal. Il va mal parce que la société va mal, et notre société va mal parce que les valeurs collectives sont ébranlées par deux processus simultanés :

1°) la technicisation qui libère l'homme de la nature, mais peut le rendre esclave de la technique ;

2°) la marchandisation qui transforme tout, y compris les rapports humains les plus essentiels, ceux qui engagent la vie et la mort, en un simple commerce.

Enfant des CHU, né des « Trente Glorieuses », ayant connu le progrès médical continu associé à un progrès social régulier, je ne me résigne pas au renversement des valeurs actuelles qui font du médecin un « producteur de soins », du malade un « consommateur », de la médecine une affaire. Militant du service public, je ne peux accepter la transformation des hôpitaux en établissements à missions de service public que l'on va s'empresser de vendre à la découpe. Médecin salarié, convaincu que l'application du

« juste soin au juste coût » exigée par notre éthique professionnelle s'accompagne mal des conflits d'intérêts, je suis choqué de voir un ancien directeur de la Sécurité sociale proposer des assurances d'excellence à 12 000 euros par an, ou une ancienne directrice de l'Assistance publique-Hôpitaux de Paris (AP-HP) fermer des lits de longs séjours, puis partir comme PDG dans une multinationale privée de maisons de retraite à but lucratif. Les jeunes médecins d'aujourd'hui sont déboussolés par les messages contradictoires qu'ils reçoivent : Augmentez l'activité ! Diminuez le trou de la Sécu ! Vive la libre entreprise hospitalière ! À bas la liberté médicale ! Cela m'attriste de voir les vocations d'étudiants en médecine brisées par un *numerus clausus* couperet tandis que l'on importe des médecins étrangers, qui feront défaut dans leur pays, quitte à refuser à leurs concitoyens de venir en France se faire soigner. Quel monde allons-nous laisser à notre jeunesse, nous qui avons été des internes et des chefs de clinique rebelles mais heureux ?

Il m'est apparu comme un devoir, ainsi qu'à beaucoup de collègues de ma génération, quelle que soit notre opinion ou sensibilité politique ou syndicale, de défendre l'égalité d'accès à des soins de qualité, à la fois parce que c'est une valeur de l'éthique médicale que nous jurons de respecter en prêtant le serment d'Hippocrate, et parce que, grâce à la Sécurité sociale, c'est une valeur citoyenne de notre République. Le XXe siècle nous a appris ce dont l'homme est capable, c'est-à-dire du pire. Souhaitons que la marchandisation généralisée, y compris de la vie et de la mort, n'annonce pas d'autres barbaries.

INTRODUCTION

L'hôpital public est le service public le plus apprécié de la population, peut-être avec les sapeurs-pompiers. Pourtant, il est aussi l'objet de campagnes de dénigrement de toutes parts. Les cliniques privées prétendent faire aussi bien que l'hôpital et moins cher pour la Sécu ; les médecins généralistes dénoncent l'hospitalo-centrisme et l'inadaptation de la formation « ultra-spécialisée » prodiguée par les enseignants des Centres hospitaliers universitaires (CHU) à la pratique de la médecine générale ; les décideurs (responsables politiques, économistes de santé et gestionnaires) jugent l'hôpital mal organisé. Il est vrai que l'hôpital ne manque pas de défauts : les délais d'attente sont souvent trop longs, aux urgences comme en consultation ; l'accueil n'y est pas toujours très aimable ; l'écoute pas toujours très empathique ; l'information pas toujours suffisante ; l'hôtellerie (chambres et repas) est souvent insatisfaisante, et la qualité des soins elle-même laisse parfois à désirer, qu'il s'agisse d'infections nosocomiales ou d'erreurs d'irradiation.

Et pourtant… les Français continuent à être très attachés à cette institution. On peut légitimement se demander pourquoi. Certes, certains perçoivent bien le côté idéologique des campagnes menées contre l'hôpital public, quand par exemple le président de la République insiste pour que chaque hôpital publie son taux de mortalité, oubliant de rappeler que 80 % des Français décèdent à l'hôpital. Il est en effet plus fréquent de mourir quand on est traité à l'hôpital pour un cancer généralisé, un accident vasculaire cérébral ou une insuffisance cardiaque sévère, que quand on est opéré en clinique pour une cataracte, une lithiase vésiculaire ou un adénome de la prostate… d'autant que dès que ça tourne mal en clinique, le patient est assez souvent transféré à l'hôpital.

Trois raisons essentielles expliquent cet attachement à l'hôpital public.

Tout d'abord, chacun peut y accéder 24 heures sur 24, 365 jours sur 365. Ensuite, l'hôpital est pratiquement le seul à soigner les pathologies les plus graves telles que les leucémies, les cancers généralisés, les tumeurs cérébrales, les maladies neurologiques dégénératives, les polytraumatismes, les accidents vasculaires cérébraux, les polypathologies du sujet âgé, et à être doté d'urgences pédiatriques. Enfin, et peut-être surtout, l'hôpital est un endroit où chacun, quels que soient ses revenus ou son niveau de précarité, peut recevoir des soins, et le plus souvent de qualité. Encore que le forfait hospitalier limite en partie l'accès aux soins. Un patient du service de diabétologie de l'hôpital de la Pitié-Salpêtrière a renoncé à l'hospitalisation prescrite par son médecin en raison d'une plaie du pied diabétique pour éviter d'avoir à payer le forfait hospitalier. Résultat : il a été hospitalisé en urgence un mois plus tard devant l'aggravation de sa plaie, et la seule solution fut l'amputation.

Les médias ne se privent pas de rappeler que les dépassements d'honoraires n'existent pas qu'en ville, mais aussi à l'hôpital. Pourtant, sur les 40 000 médecins travaillant à l'hôpital, seuls 10 % ont une activité libérale qui, légalement, ne doit pas dépasser 20 % de leur activité globale, et, parmi ces 10 %, seuls 10 % ont un comportement « bing-bling » qui ne respecte pas la recommandation déontologique de fixer le montant des honoraires avec « tact et mesure ». On le sait, on s'en indigne ou on s'en gausse, mais finalement on le tolère.

Malgré ses défauts et ses insuffisances, l'hôpital doit donc être défendu. Car si, par malheur, le service public hospitalier venait à s'effondrer pour se transformer en hôpital business à l'américaine, on se rendrait alors compte de ses grandes vertus. La crise que vit l'hôpital a une double origine. S'il s'agit bien sûr d'une crise d'adaptation aux progrès rapides de la médecine, aux changements des conditions de travail des professionnels médicaux et paramédicaux et à l'évolution des besoins de la population, il s'agit d'abord et avant tout d'une crise due à une maltraitance, laquelle vient de loin. L'hôpital public a, en effet, été victime de trois décisions politiques erronées : la prolongation excessive du *numerus clausus*, c'est-à-dire la restriction du nombre d'étudiants en médecine ; l'application aux hôpitaux de la loi des 35 heures ; et la mise en place de la tarification à l'activité, dite « T2A ».

Chapitre 1

La pénurie médicale

Le *numerus clausus* a été mis en place au milieu des années 1970, sous la présidence de Valéry Giscard d'Estaing, et a été poursuivi et accentué de manière régulière pendant vingt-cinq ans. La France, qui formait 8 500 médecins par an en 1975, n'en formait plus que 3 500 en 2000. Lorsqu'on examine la pente régulière marquant cette diminution, on ne voit aucune modification liée à la couleur politique des gouvernements en place. À gauche comme à droite, la pensée unique régnait donc. D'où venait ce consensus ?

Évolution du *numerus clausus*

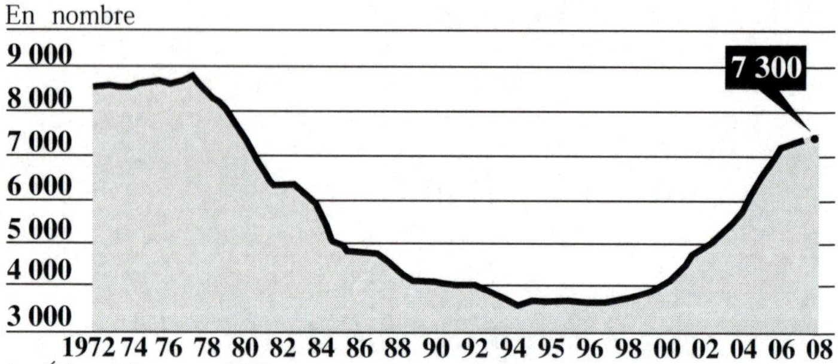

Les Échos / Sources : DGS

À gauche, certains économistes et gestionnaires, dont Jean de Kervasdoué, ancien directeur des Hôpitaux, et Gilles Johanet, ancien directeur de la Sécurité sociale, estimaient qu'en matière de santé, l'offre déterminait la demande. Autrement dit, si on diminuait le nombre de médecins, il y aurait moins de patients ou, du moins, moins de consultations et moins de prescriptions ! Cette idée provocante aurait pu être soutenue si, parallèlement, les mêmes s'étaient donné les moyens de modifier le système de santé en remettant en cause la liberté de choix du lieu d'installation, en limitant les dépassements d'honoraires, en remplaçant le paiement à l'acte pour les maladies chroniques par des forfaits, et en transférant un certain nombre d'activités médicales à des spécialistes paramédicaux. Encore aurait-il fallu que le *numerus clausus* médical ne s'accompagne pas d'un *numerus clausus* également trop sévère appliqué à l'entrée dans les écoles d'infirmières.

À droite, en revanche, les arguments en faveur de ce système étaient plus matérialistes. Les représentants des syndicats libéraux expliquaient que la pléthore médicale risquait, par le jeu naturel de la loi de l'offre et de la demande, de paupériser les médecins. Pour que ceux-ci conservent un revenu financier enviable, il fallait, estimaient-ils, réduire leur nombre, en particulier celui des spécialistes. L'Histoire leur a donné raison. Il suffit de rappeler la déclaration cynique du président du Syndicat des gynécologues et obstétriciens libéraux : « Si les patientes ne veulent pas payer les dépassements d'honoraires en clinique, elles n'ont qu'à aller se faire soigner à l'hôpital par des médecins à diplômes étrangers[1]. » On appréciera au passage la note xénophobe qui fit quelques remous à l'époque.

Depuis le début des années 2000, face à la pénurie de médecins, il a bien fallu progressivement desserrer le *numerus clausus* en augmentant le nombre d'étudiants admis à poursuivre des études de médecine. Là encore, cette augmentation s'est faite de manière continue et uniforme, que les ministres soient de droite ou de gauche, les uns comme les autres cherchant d'ailleurs, de façon dérisoire, à en tirer un mérite personnel. Quoi qu'il en soit, la cécité

1. *Le Monde*, 2 septembre 2006.

était telle que, dans les années 1990, la Sécurité sociale proposait aux médecins généralistes de partir à la retraite de façon anticipée afin de diminuer la prétendue « pléthore médicale » ! À notre connaissance, aucun des responsables de cette catastrophe ne s'est expliqué ou a fait la moindre auto-critique. Au contraire, les mêmes continuent à professer des jugements péremptoires sur la réforme du système de santé et des hôpitaux. « Il n'y a pas de déserts médicaux[1] », affirme catégoriquement Jean de Kervasdoué dans un entretien à *Libération*.

Reste que, dans la mesure où il faut plus de quinze ans pour former un médecin, cette pénurie va s'accentuer jusqu'en 2025. D'ores et déjà, certaines régions connaissent une pénurie médicale absolue, et certains hôpitaux ont vu leurs médecins partir à la retraite sans possibilité de les remplacer. Des médecins étrangers roumains, algériens, marocains, tunisiens, africains, etc. ont pris la relève, et on les remercie. Mais remarquons que l'on a refusé des étudiants qui voulaient faire médecine avec des 14 de moyenne au concours d'entrée en deuxième année, pour ensuite accepter, parfois sans évaluation de leurs compétences, des médecins étrangers acceptant de prendre les postes non pourvus pour

1. *Libération*, 24 janvier 2009.

une rémunération le plus souvent nettement inférieure au salaire des médecins nationaux, et avec une quasi-impossibilité de s'installer en ville afin de ne pas faire de concurrence aux spécialistes libéraux français. Ceci donne une petite idée de ce que l'on peut appeler la politique des quotas d'immigration. Au nom de quel argument un pays développé ne doit pas être auto-suffisant pour assurer la santé de sa population, et au nom de quel principe moral un pays riche comme la France doit fait appel à des médecins étrangers qui feront défaut aux patients de leur pays d'origine ? On est mal venu ensuite de se vanter d'aider les pays pauvres, grâce à nos ONG Médecins sans frontières et Médecins du monde !

La pénurie médicale et ses conséquences

Cette catastrophe, due à une politique délibérée, a évidemment des conséquences dont certaines risquent d'être irréversibles. Des structures de soins sont appelées à être fermées, non pas parce qu'elles ne répondent pas à un besoin ou parce qu'elles ne sont pas pertinentes eu égard à la répartition régionale de l'offre de soins, mais tout simplement parce qu'elles n'ont pas les moyens quantitatifs et qualitatifs de répondre à leur mission. Pour reconstruire ces structures de soins, il ne suffit pas d'envoyer un ou deux médecins, mais des équipes et des moyens techniques modernes, afin que les praticiens puissent disposer des conditions matérielles et humaines requises par l'exercice actuel de la médecine.

La pénurie médicale a aussi fait ressortir l'inégalité de la répartition des médecins sur le territoire, avec la constitution de véritables « déserts médicaux », face à des régions surpeuplées de médecins (en Picardie, le nombre de médecins généralistes et spécialistes est de 260 pour 100 000 habitants, alors qu'il est de 419 en Provence-Alpes-Côte d'Azur). En Île-de-France, certains quartiers aisés ont pléthore de médecins, alors que d'autres connaissent une pénurie, laquelle a permis à certains médecins libéraux d'user et, parfois, d'abuser des dépassements d'honoraires. Précisons que les spécialistes avaient reçu une sorte de « feu vert » lors de la réforme du médecin traitant, mise en place par Philippe Douste-Blazy, qui stipulait en effet que la consultation directe d'un médecin spécialiste hors du « parcours de soins », obligeant le passage préalable par le médecin traitant, pouvait s'accompagner d'un dépassement d'honoraires à la charge du patient ou d'une assurance complémentaire. L'objectif du ministre a été dépassé par la réalité !

À Paris, non loin de la Pitié-Salpêtrière, l'opération d'une cataracte peut entraîner un dépassement d'honoraires de 500 euros, d'une prothèse de hanche de 3 000 euros pour le chirurgien et 1 000 euros pour l'anesthésiste, d'un hallux valgus (déformation du gros orteil) de 900 euros pour le chirurgien et 300 euros pour l'anesthésiste. Si bien que lorsque l'on parle de désert médical, il faut associer au désert absolu de certaines régions, les déserts relatifs dans les villes comme Paris où certaines spécialités ne sont plus accessibles aux patients qui ne peuvent pas payer des dépassement d'honoraires. La ministre Roselyne Bachelot a cru qu'il suffisait de décréter des quotas d'installation pour les régions déjà trop dotées en médecins. Elle a soulevé un tollé chez les internes qui se sont mis en grève. Abandonnée par le président de la République, la ministre a dû faire marche arrière. Nous aurions soutenu le mouvement des internes s'ils avaient réclamé la liberté d'installation en secteur 1, c'est-à-dire sans dépassements d'honoraires, mais ils voulaient la liberté d'installation et la liberté tarifaire. Nous avons donc refusé de les suivre, d'autant que leur forme de lutte, la grève des soins, est pour nous un viol éthique inacceptable. Mais nous n'avons pas non plus apporté notre soutien à la ministre, ce qu'elle nous a par la suite reproché. Comment a-t-elle pu en effet penser qu'il était possible de changer les règles du jeu en fin de partie, après une sélection très dure en première année de médecine, après des études longues de plus de dix ans, dont quatre ou cinq ans d'internat mal rémunéré ? Une remise en cause partielle de la liberté d'installation reste possible à condition qu'elle soit annoncée dès le départ aux nouveaux candidats aux études de médecine. Cette mesure aurait pu être mise en place en même temps que celle du *numerus clausus*, mais rien a été entrepris dans ce sens. D'autres solutions sont possibles : augmentation significative de la rémunération des externes et des internes en échange d'un engagement de service public d'une durée de trois à cinq ans en fin de spécialisation, valorisation des activités médicales en zones déficitaires en médecins – création de maisons médicales pluriprofessionnelles et pluridisciplinaires rassemblant médecins paramédicaux, généralistes et spécialistes, avantages en nature ou en espèces, meilleure rétribution en échange d'un contrat qualité, etc.

Les centres hospitalo-universitaires, théoriquement mieux protégés, ont eux-mêmes souffert et souffrent encore de cette relative pénurie médicale, puisqu'ils ont vu le nombre d'internes diminuer, tout particulièrement dans certaines spécialités comme la chirurgie générale, la gériatrie, la pédiatrie, la cancérologie, l'hématologie, la médecine physique, la néphrologie, l'endocrinologie, la médecine interne… au risque de ne pas pouvoir assurer la relève, tandis que d'autres spécialités très rentables en ville comme la radiologie, l'ophtalmologie ou la cardiologie, restent très recherchées par les étudiants. Autrefois, on s'orientait vers une discipline en fonction de sa représentation dans la hiérarchie des valeurs hospitalières ou en raison de son admiration pour tel ou tel patron. Les étudiants choisissaient tardivement leur spécialité, lors de leur dernière année d'internat ou juste après, si bien qu'à l'arrivée, chaque médecin avait une assez grande culture médicale. Aujourd'hui, la plupart des jeunes ont compris qu'ils n'ont pas d'avenir à l'hôpital et élisent leur spécialité en fonction de la place qu'occupe, dans la hiérarchie sociale, le spécialiste libéral installé en ville. Dès la première ou deuxième année d'internat, ils se projettent bien souvent au-delà de l'hôpital, qui a perdu pour eux son attractivité. Ils calculent le rapport bénéfice/coût. Quels revenus pour quelles contraintes ? Combien d'urgences ? Combien de gardes ? Combien de procès ? Quelle concurrence ? Quelle qualité de vie ?

De plus, suite à l'excès prolongé du *numerus clausus*, certains services qui avaient deux ou trois internes se sont retrouvés sans interne, et des seniors ont dû les remplacer tout en continuant à assurer leur propre activité. Cette pénurie n'a pas été sans conséquence pour les internes eux-mêmes : augmentation de la quantité de travail, en particulier des gardes, et dégradation de la qualité de leur formation. Cette situation a suscité un sentiment d'exaspération des internes et des chefs de clinique vis-à-vis de l'hôpital public, de plus en plus exigeant et de moins en moins reconnaissant à leur égard. Dans le service de diabétologie de la Pitié par exemple, l'administration a supprimé les internes de médecine générale alors que le service était jugé très formateur par eux-mêmes et par les enseignants de médecine générale. Il ne reste que trois internes de spécialité, ce qui n'est pas si mal par rapport à d'autres services. Cependant, compte tenu de leur nombre réduit, ces internes ont beaucoup de difficultés à passer dans l'ensemble des unités du service où, pourtant, ils pourraient apprendre l'éducation thérapeutique des patients diabétiques, la prise en charge des grossesses des femmes diabétiques, le traitement des complications du pied diabétique, l'apprentissage de l'insulinothérapie fonctionnelle, les traitements par pompe à insuline, la mise à l'insuline en ambulatoire, le suivi en groupe des patients diabétiques de type 2, etc. Ils ne profitent finalement que d'environ la moitié de l'activité spécialisée du service.

Les 35 heures ou comment prendre ses RTT

Une deuxième tempête a été provoquée par l'application mécanique des 35 heures aux hôpitaux. Le ministre de l'époque, Bernard Kouchner, avait fait savoir à Martine Aubry qu'il était hostile à la mise en place des 35 heures dans les hôpitaux. Néanmoins, il n'a pas eu le courage de démissionner, ce qui lui aurait valu un succès d'estime certain dans le monde médical hospitalier. Dans un contexte de pénurie médicale, il était déjà impossible d'embaucher le personnel suffisant pour maintenir l'activité et répondre aux besoins. Les 35 heures ont entraîné encore plus de dysfonctionnements : une quasi-suppression des transmissions entre équipes, une augmentation de la charge de travail pour certains tandis que d'autres, beaucoup moins nombreux qu'on ne le dit, estiment qu'ils en font toujours assez pour ce qu'ils sont payés. Le temps passé à l'organisation des RTT par les cadres infirmiers a réduit d'autant leur travail consacré aux soins. De plus, beaucoup n'ont pas trouvé le temps de poser leurs RTT ; ces RTT non pris se sont transformés en compte épargne temps (CET), y compris pour les praticiens hospitaliers non universitaires, si bien que certaines infirmières ou certains médecins possèdent l'équivalent de six à douze mois thésaurisés sur leur épargne temps. Ces mois devront être payés ou rendus aux salariés avant leur départ à la retraite. « Fin 2005, les jours de RTT non pris depuis la mise en place des 35 heures s'évaluait à l'AP-HP [Assistance publique-Hôpitaux de Paris] à près de 900 000 jours, soit une dette de 100 millions d'euros, sans parler du compte épargne temps qui est une véritable bombe à retardement sur le plan financier[1] », explique Rose-Marie Van Lerberghe.

---

1. Rose-Marie Van Leberghe, *Oui, la réforme est possible*, Paris, Albin Michel, 2007.

Chapitre 2

Hôpital entreprise, concept mortifère

Les gouvernements de gauche comme de droite ont donc créé les conditions de la destruction de l'hôpital public. C'est à un ministre, professeur de médecine et brillant généticien, Jean-François Mattei, qu'est revenu la tâche de mettre en œuvre cette destruction, sous la bannière « hôpital entreprise ».

Si l'hôpital est une entreprise marchande, il vise alors à vendre ses services à des clients. Plus il vend, plus il gagne. Pour vendre beaucoup, il doit conquérir des « parts de marché » et développer des activités rentables, ce qui lui permettra d'investir et, au besoin, d'augmenter la rémunération de ses employés. Le professeur Jean-François Mattei a été très injustement accablé, en raison d'une erreur de communication, lors de la canicule dont il avait sous-estimé la gravité. Ce n'est pas ce que l'Histoire retiendra de lui ; en revanche, elle dira qu'un médecin a pensé un jour que la santé pouvait être une marchandise, et les patients, non pas des personnes souffrantes et/ou anxieuses, mais des clients consommateurs plus ou moins avertis. Il s'agit là d'une véritable révolution conceptuelle. Comment, en effet, traiter de « consommateur éclairé » le patient hospitalisé en urgence, ou celui qui est terrassé par l'annonce d'une maladie grave, ou l'hypocondriaque tyrannisé par son angoisse entretenue par la multiplication des consultations et la répétition d'examens inutiles, ou le malade chronique qui n'arrive pas à suivre son traitement de peur d'être réduit à sa maladie ou de renoncer à son insouciante liberté, ou encore le patient victime de son addiction (alcool, tabac, drogues, mais aussi anorexie, boulimie) et mettant sa vie en danger pour échapper à la souffrance du manque ? Traiter les malades en clients avertis et libres de leurs choix est une imposture servant à justifier la transformation de la médecine en un commerce, le médecin en un producteur, le patient en un client, et l'hôpital en une entreprise.

Au contraire, le médecin se doit d'informer son patient, de lui expliquer la nature de sa maladie et de ses symptômes, de lui exposer les principes du traitement, ses avantages et ses risques, sans dramatiser ni banaliser. Pédagogue, le médecin doit aussi être psychologue, capable de prendre en compte la subjectivité de son patient. Sa mission est de faire tout ce qui est possible et souhaitable pour la santé du malade, sans même exiger en retour l'observance du traitement. Le seul devoir des patients est de respecter les soignants et de ne pas abuser délibérément du système de soins. Rappelons toutefois que si le patient anxieux est parfois demandeur d'examens et de traitements non justifiés, c'est toujours un médecin qui en accepte la prescription et à qui revient donc logiquement la responsabilité de l'abus éventuel !

Là encore, le concept mortifère de l'hôpital entreprise est devenu une pensée unique, de la droite libérale représentée par l'économiste de santé Claude Le Pen, à la gauche convertie au libéralisme représentée par le spécialiste en organisation de la santé, Jean de Kervasdoué. Dans son « Que sais-je ? » sur l'hôpital public publié en 2004, Jean de Kervasdoué mettait les points sur les *i* : « L'élaboration de la stratégie d'un hôpital public ressemble justement à celle des autres entreprises [...]. De nombreux hospitaliers sont convaincus de la spécificité absolue de leur secteur. Il n'en est rien. » Il convient « d'analyser l'activité et la clientèle [...], même si le mot marketing est encore tabou du fait de sa connotation agressive – on cherche à vendre –, c'est bien de cela dont il s'agit ici. » Depuis, il semble avoir changé d'avis ou, du moins, se poser des questions. Au cours d'un débat, lors d'un séminaire au CNRS, j'ai eu le plaisir de l'entendre expliquer « Qu'achète le malade ? Une marchandise ? non ! un service ? non plus ! La relation entre le médecin et le malade n'est pas une relation marchande car elle est asymétrique. Ce que paie le malade, c'est une confiance. »

Le juste soin au juste coût

Dans un système de santé payé par la solidarité, et donc la société, et non régulé par le marché, l'activité des professionnels, médecins ou industriels tirant leurs revenus privés des dépenses collectives de santé, doit logiquement être encadrée. Comme la santé coûte à la société, le devoir de tout prescripteur est d'appliquer le « juste soin au juste coût ». Le « juste soin », cela veut dire que le médecin doit prescrire tout ce dont le malade a besoin. Au « juste coût » signifie au coût le plus faible pour une qualité identique. Entre deux médicaments également efficaces, c'est le médicament le moins cher que le médecin doit choisir, non pas par simple souci d'économie, mais par devoir éthique. En effet, dans toute société, et quel que soit son stade de développement, les dépenses de santé sont forcément limitées, alors que les besoins, eux, sont potentiellement illimités, du moins si on les définit comme l'OMS, non seulement par l'absence de maladie, mais par un « état de bien-être physique et psychologique ». Des choix sont donc toujours à faire, lesquels devront être pris collectivement par les citoyens et appliqués individuellement par les médecins. Lorsque je prescris un examen ou un médicament inutile à mon malade, non seulement je lui fais prendre des risques car aucun médicament et aucun examen n'est totalement anodin, mais surtout je gaspille des deniers qui auraient pu être mieux utilisés pour d'autres patients ou pour rembourser d'autres besoins de santé insuffisamment ou non pris en compte (lunettes, soins dentaires, etc.).

Or, ce principe éthique n'est pas celui appliqué à la production industrielle. En effet, on ne demande pas aux fabricants de voitures de renoncer aux gadgets inutiles qui séduisent certains clients. Il suffit de voir les campagnes publicitaires pour comprendre que la chasse à l'inutile n'est pas un souci de l'économie marchande.

Dans une médecine payée par la solidarité, il en va tout autrement. De ce point de vue, le discours d'un certain nombre de médecins sincèrement attachés à une médecine de qualité guidée exclusivement par les besoins des patients, revendiquant leur indifférence vis-à-vis du coût de la santé, est tout à fait irrecevable, même s'il part d'un bon sentiment. De la même façon, il est choquant que les recommandations médicales rédigées et publiées par la Haute Autorité de santé à l'usage de l'ensemble des médecins, et en particulier des médecins généralistes, n'indiquent jamais le coût des différents traitements, y compris lorsque des classes médicamenteuses ayant une efficacité identique ont des prix très différents.

Par exemple, il existe deux classes d'antihypertenseurs très voisines, les inhibiteurs de l'enzyme de conversion (ou IEC), et les sartans, antagonistes des récepteurs de l'angiotensine 2 (ou ARA 2). La seule différence clinique notable entre les deux est que dans 10 % des cas environ, les IEC entraînent une toux sèche, contrairement aux ARA 2, mieux supportés. Le professeur Hubert Allemand, médecin-conseil national de la Sécurité sociale, faisait remarquer que « si les médecins prescrivaient des IEC à la place des sartans, la Sécurité sociale économiserait 850 millions d'euros, exactement ce qu'elle attend des franchises médicales ». On ne peut que s'étonner que ladite Sécurité sociale ne l'ait pas fait savoir à l'ensemble des médecins et aux patients eux-mêmes, et on peut encore plus s'étonner que les recommandations de la Haute Autorité de santé ne le signalent pas mais, au contraire, recommandent régulièrement les ARA 2. Dans ma spécialité, il est courant de lire que les IEC ont montré leur efficacité dans la néphropathie (atteinte rénale) du diabétique de type 1 (10 % des diabétiques sont des diabétiques de type 1), tandis que les ARA 2 ont montré leur efficacité dans la néphropathie du diabétique de type 2 (90 % de la population diabétique). Il n'y a aucune raison scientifique à cette différence entre les deux molécules, si ce n'est que les laboratoires ont évidemment fait des études sur le diabète de type 2 avec les ARA 2, plus chers, non génériqués, et que les recommandations de la Haute Autorité de santé se sont bien souvent contentées de recopier les résultats de ces études financées par l'industrie. Le président de la Haute Autorité de santé, le professeur Laurent Degos, dans une tribune au journal *Le Monde* tout à fait remarquable, fait l'éloge de la raison en lieu et place du rationnement, mais il oublie d'expliquer pourquoi la maison qu'il dirige ne précise jamais dans ses recommandations le coût des médicaments. Lesdites recommandations abordent la question du rapport bénéfice/risque, mais jamais celle du rapport bénéfice/coût. Pourquoi ?

Les conséquences de la logique marchande

La logique marchande de la médecine et de l'hôpital entreprise ne manquera pas de déboucher sur le développement de la publicité auprès du grand public. D'ores et déjà, des établissements de santé, comme l'Institut Curie, embauchent des directeurs de communication et se font de la publicité indirecte sous couvert de promotion de la recherche. De même, les industriels financent des campagnes médiatiques sur des pathologies pour lesquelles ils développent de nouveaux médicaments. Parfois même, ils aident à promouvoir une nouvelle entité telle que le syndrome métabolique, ou le « syndrome de la bedaine », pour lequel ils proposent un médicament.

L'hôpital n'est donc pas une entreprise marchande, ni dans son rapport à l'usager, qui n'est pas un consommateur, ni dans l'essentiel de sa production, qui n'est pas seulement la mise en œuvre de techniques ou de procédures. Ce n'est que dans les spécialités très techniques où le praticien peut ou pourrait ne pas voir le visage du patient et ne pas lui parler que l'exercice de la médecine pourrait être assimilé à l'activité d'ingénieur ou de technicien hautement spécialisé, comme un pilote d'avion. C'est le cas, il faut le reconnaître, de certains radiologues ou cardiologues interventionnels ou chirurgiens ultra-spécialisés, mais cela reste une exception.

Ceux qui répètent que l'hôpital est une entreprise et que les patients sont des clients ne devraient pas s'étonner d'un certain nombre de déviances éthiques, qui se manifestent par exemple par la demande de certains chefs de service à être payés comme des chefs d'entreprise recevant des stocks options, ou par des dépassements d'honoraires pouvant aller jusqu'à 700 euros la consultation à la Pitié-Salpêtrière ou 1 500 euros pour une cataracte dans un hôpital renommé. Ne nous étonnons pas non plus de voir de jeunes internes estimer qu'une grève efficace passe par le blocage de la production, c'est-à-dire la grève des soins et même la grève des urgences, violant ainsi les bases mêmes de l'éthique médicale. C'est hélas le modèle industriel qui a paru le plus pertinent au ministre pour justifier le remplacement du financement des hôpitaux par un budget global, par un financement dit à l'activité ou « T2A ».

Chapitre 3

La tarification à l'activité dite « T2A »

Avant 1983, le financement des hôpitaux était fixé en fonction du prix de la journée d'hospitalisation, qui variait d'un hôpital à l'autre, et selon la spécialité, médecine ou chirurgie. Dans tous les cas, l'hôpital n'avait aucun intérêt à faire sortir le malade rapidement. Les directeurs préféraient donc que les sorties s'effectuent le lundi plutôt que le vendredi, de façon à ne laisser aucun lit vide pendant le week-end…

En 1983, le gouvernement socialiste et le directeur des hôpitaux de l'époque, Jean de Kervasdoué, mirent en place un financement dit par « budget global ». Un budget censé correspondre aux besoins de l'hôpital a été alors défini. Cette allocation s'est faite de manière pragmatique, en fonction des dépenses de chaque hôpital de l'époque. Ce système d'enveloppes fermées avait une logique déflationniste. Les hôpitaux avaient en effet tout intérêt à réduire leurs dépenses afin de pouvoir maintenir leur activité jusqu'à la fin de l'année. L'instauration de ce budget global a donc eu comme vertu de favoriser une diminution des coûts, grâce à une meilleure efficience de la pratique médicale et à l'amélioration de l'organisation des soins.

À l'époque, nous participons à des conférences budgétaires annuelles de service avec la direction de l'hôpital où nous exposions notre activité et nos projets, et discutions avec l'administration de l'évolution de nos postes de dépenses. Lors de l'une de ces conférences, nous avions été félicités par le directeur de la Pitié-Salpêtrière d'alors, Alain Lepère, pour avoir considérablement réduit nos dépenses en antibiotiques. Nous lui en donnions la raison : « Nous utilisons moins d'antibiotiques en général et moins d'antibiotiques coûteux en particulier depuis que nous n'avons plus de correspondant bactériologiste participant à nos réunions de synthèse ! » Car le bactériologiste incitait à traiter les plaies des pieds diabétiques en fonction des résultats des prélèvements bactériologiques et non en fonction de l'évolution clinique de la plaie du patient. Son absence a donc modifié notre façon de faire, suivant désormais les conseils des infectiologues du service du professeur François Bricaire.

Le directeur, très intéressé, tenta de voir si les leçons de notre changement de prescription pouvaient être appliquées à d'autres unités de soins... Aujourd'hui, on ne se préoccupe plus des dépenses, tout le monde est obsédé par les ressources et le développement de l'activité.

Cependant, le budget global n'a pas eu que des avantages et fut très décrié, notamment dans les dernières années de sa vie. D'abord, il était dès l'origine très inégalitaire, comportant des différences pouvant aller de 1 à 2 pour la même prise en charge d'une même pathologie dans des hôpitaux comparables, situés dans des bassins de population similaires. Ensuite, il prenait insuffisamment en compte l'évolution de l'activité et n'incitait pas à son développement, au contraire. Car le risque était grand d'avoir épuisé son budget avant la fin de l'année et de se voir obligé d'arrêter de soigner les patients pour les adresser aux cliniques privées qui, elles, n'étaient pas contraintes par un budget global. À l'inverse, un service ou un hôpital qui avait moins d'activité, bénéficiait d'un surplus de financements qu'il devait dépenser au plus vite.

À vrai dire, cette non-prise en compte de l'évolution de l'activité s'est surtout fait sentir au niveau du développement de nouveaux médicaments et dispositifs médicaux certes innovants, mais aussi très coûteux, faisant exploser le budget global s'ils ne bénéficiaient pas de fléchage budgétaire spécifique. Devant la montée des coûts des traitements et la nécessité de justifier les dépenses, le gouvernement et le ministre Jean-François Mattei décidèrent de passer au paiement à l'activité – qui avait été adopté trente ans plus tôt aux États-Unis. Néanmoins, lorsqu'on demande aux responsables administratifs et politiques pourquoi on n'a pas plutôt corrigé les défauts du budget global à l'époque, d'une part en créant un financement spécifique pour les médicaments et dispositifs innovants et coûteux, et d'autre part en prenant en compte l'activité grâce au codage PMSI (Programme de médicalisation des systèmes d'information), on ne reçoit en général aucune réponse. Seul Gérard Vincent, ancien directeur des Hôpitaux, secrétaire général de la Fédération hospitalière de France, s'y risqua : « Pour faire cela, il aurait fallu une volonté politique, jamais un ministre de la Santé n'aurait pu imposer une diminution de budget d'un hôpital en fonction de son activité face à l'opposition du maire, parfois député-maire, présidant le conseil d'administration de l'hôpital. »

Et si on jouait à la T2A ?

Faute de volonté politique, force était donc de donner le pouvoir à la « main aveugle » du marché.

On décida de se servir du codage PMSI, traduisant plus ou moins l'activité en fonction des pathologies, pour constituer des groupes dits groupes homogènes de séjours (GHS). Puis, on attribua à ces GHS un tarif correspondant à une période de temps comprise entre une borne minimale et une borne maximale (par exemple entre 2 et 15 jours). À chaque malade était en quelque sorte allouée une somme d'argent. À première vue, le principe peut paraître séduisant, à condition toutefois que l'évaluation des pathologies des patients soit proche de la réalité. Or, en médecine, la réalité est complexe. Il y a 10 000 pathologies, auxquelles il faut ajouter trois ou quatre facteurs de gravité pour chacune d'entre elles : des co-morbidités, c'est-à-dire l'existence d'autres pathologies ; des facteurs sociaux, c'est-à-dire l'âge, les revenus, l'entourage ; et des facteurs psychologiques. Or, premier tour de passe-passe, on a fait rentrer l'ensemble des patients dans 750 groupes homogènes de séjours. Autant dire que ces groupes ne sont pas homogènes, mais très hétérogènes. On a mis dans le même groupe les otites chroniques et les cancers ORL, les sciatiques et les tumeurs du rachis, sauf que les premiers sont plutôt soignés en ville ou en clinique privée, et les seconds, plus graves, plutôt à l'hôpital.

Pour moduler les tarifs, la France a décidé de se doter de ses propres algorithmes et de ne pas utiliser les algorithmes internationaux. Toutes les personnes interrogées se plaignent de l'opacité avec laquelle est faite cette tarification *sui generis*. Les modifications brusques des tarifs paraissent toujours suspectes ; on évoque la pression des lobbies, comme celui des cliniques du sud de la France. Tout le monde s'accorde à reconnaître le manque de moyens de l'équipe de la direction des hôpitaux qui travaille à l'élaboration de l'échelle des coûts. Cette équipe comprend, nous a dit Jean-Marie Fessler, directeur des établissements de santé de la mutuelle MGEN, expert des modalités de financement des hôpitaux, dix ou vingt fois moins de personnes que l'équipe qui calcule l'évolution des tarifs du gaz ou de l'électricité !

Quarante établissements de santé divers, plus ou moins représentatifs, ont été choisis pour calculer le coût moyen par pathologie et par acte médical ou chirurgical. Dès lors, tout dépend de cette moyenne et surtout des écarts à la moyenne. Deuxième tour de passe-passe !

Certaines activités très standardisées et correspondant à des maladies de gravité moyenne sont correctement rémunérées : ainsi en va-t-il de la chirurgie de la cataracte, de l'adénome de la prostate, de l'angioplastie coronaire, de la pose d'un *pacemaker* ou de la séance de dialyse. Pour être du bon côté de la barrière, c'est-à-dire avoir des dépenses au-dessous du tarif moyen, il faut s'occuper de patients ayant des pathologies bien codifiées, pas trop graves et nécessitant des actes techniques, n'ayant ni problèmes sociaux, ni co-morbidité et en mesure de rentrer rapidement au domicile. L'idéal est de programmer les hospitalisations, travailler à la chaîne et « externaliser » les examens complémentaires nécessaires. C'est exactement ce que font les cliniques privées : elles demandent aux patients de faire leurs examens (prises de sang, radios, bilan cardiaque, etc.) avant de les admettre et, ainsi, n'en supportent pas les coûts, lesquels sont cependant payés par la Sécurité sociale. L'ensemble des hospitalisations étant programmé, la clinique commerciale peut décider de fermer pendant les vacances afin de diminuer ses frais fixes, toutes choses que ne peut pas faire l'hôpital. Encore que les gestionnaires hospitaliers demandent désormais aux médecins d'externaliser les examens complémentaires, en les faisant faire avant ou après l'hospitalisation pour réduire les coûts de l'hospitalisation. Remarquons la stupidité de ce transfert de charges pour la Sécurité sociale, qui paie de toute façon ces examens même s'ils ne sont pas faits à la clinique ou à l'hôpital.

Le financement à l'activité par la T2A devient totalement dysfonctionnel lorsqu'il s'agit de pathologies chroniques complexes, très hétérogènes.

Quoi de comparable entre un diabétique bien équilibré devant faire un simple bilan annuel « standard » et un diabétique mal équilibré ayant des problèmes psychologiques ou sociaux, et qui doit bénéficier d'une prise charge complexe ? Les limites de la tarification à l'activité sont évidentes au point qu'elle n'a pas pu à ce jour s'appliquer à la psychiatrie, malgré la demande répétée des cliniques privées et la volonté affirmée du ministère.

Une nouvelle catégorie : les malades non rentables

Ainsi, avec la tarification T2A, un certain nombre de patients deviennent non rentables, à l'instar des patients précaires, de ceux ayant une co-morbidité psychiatrique ou une altération des fonctions cognitives dont l'hospitalisation est souvent plus longue, faute de pouvoir retourner au domicile ou d'être admis dans des centres de soins de suite (le coût des soins pour une même pathologie est augmenté en moyenne de 30 %). Il en va de même pour les patients vivant seuls qui ne peuvent pas rentrer rapidement chez eux, même s'ils ne sont pas précaires, ou les patients arrivés au service des urgences et nécessitant une hospitalisation nécessairement non programmée (le coût est augmenté de 50 %). Il faut savoir qu'un certain nombre de patients hospitalisés en urgence ne passent pas par le service des urgences, mais sont directement admis dans les services spécialisés. Non rentables également sont les patients graves hospitalisés en recours, c'est-à-dire transférés d'une clinique ou d'un autre hôpital, ou les patients ayant plusieurs pathologies.

Or, toutes ces catégories de patients sont justement ceux qui sont pris en charge par l'hôpital public, comme le soulignait la lettre adressée par plus de mille médecins hospitaliers à la ministre de la Santé en juin 2008. Cette lettre fut-elle utile ? On peut l'espérer dans la mesure où Roselyne Bachelot a annoncé que la précarité et la gravité seraient au moins partiellement prises en compte dans la version 11 (2009) de l'échelle des coûts de la T2A, soit cinq ans après sa mise en œuvre. On ne peut qu'être stupéfaits que l'équipe ministérielle dirigée par le professeur de médecine Jean-François Mattei, devenu depuis président de la Croix-Rouge, ait pu mettre en place un financement à l'activité des hôpitaux, sans que soient pris en compte les coûts induits par la précarité et par la gravité des pathologies, comme si l'hôpital n'avait jamais accueilli les patients les plus pauvres et les cas les plus graves… Comment expliquer une telle carence ? Est-elle due à l'incompétence des pouvoirs en place ? Mais à un tel niveau, il est difficile d'y croire…

La pseudo-activité induite par la T2A

Le financement à l'activité correspond donc à un coût moyen de prise en charge pour une durée donnée plus ou moins longue selon la pathologie, mais comportant toujours au moins deux nuits d'hospitalisation. Les hospitalisations d'une nuit ne sont donc plus rentables, et ont été aussitôt supprimées dans tous les hôpitaux et remplacées par des hospitalisations d'une journée – le patient arrive le matin et sort en fin d'après-midi –, ou surtout par des hospitalisations de 48 heures qui, elles, sont rentables. Remarquons au passage l'absurdité de cette décision pour certaines hospitalisations d'une nuit justifiées par la recherche d'un syndrome d'apnée du sommeil... En dehors de ce cas particulier, afin de gagner de l'argent avec la T2A, il faut, de manière générale, raccourcir les durées d'hospitalisation. Un collègue pneumologue a même développé un logiciel permettant de calculer la rentabilité de chaque malade, au jour le jour, et de fixer ainsi sa date de sortie le jour où sa prise en charge n'est plus rentable. Il suffira désormais d'effectuer la visite des patients avec ce logiciel pour décider de la date de leur sortie, c'est-à-dire dès qu'ils auront consommé le financement alloué pour la pathologie !

Aux États-Unis, deux ans après la mise en place du système du paiement à l'activité, le Congrès a dû voter une loi interdisant de faire sortir les femmes des maternités moins de deux jours après l'accouchement ! En France, on voit d'ores et déjà des hospitalisations écourtées ou artificiellement coupées en deux séjours pour accroître le financement, car deux hospitalisations courtes valent mieux qu'une hospitalisation longue. Ainsi, dans les centres et services de cancérologie, une première hospitalisation du patient permet d'établir son bilan, puis une deuxième est l'occasion de poser le cathéter permettant de réaliser les chimiothérapies, alors qu'auparavant, ces deux actions s'effectuaient au cours d'une seule et même hospitalisation.

Lors d'une assemblée du personnel médical et paramédical de l'hôpital Foch avec Guy Collet, ancien directeur d'hôpital, rapporteur de la commission Larcher travaillant au ministère pour sa mise en œuvre, un des anesthésistes rappela opportunément au directeur son conseil de faire sortir des patients atteints de cancer après leur bilan pour les réadmettre dans un deuxième temps pour poser le portacath, afin de rentabiliser les séjours hospitaliers. Guy Collet prit ses distances vis-à-vis de cette recommandation du directeur, difficilement défendable eu égard à la règle éthique du « juste soin au juste coût ». Cependant, on peut parfaitement comprendre le directeur de l'hôpital Foch, qui a, lui, le devoir de maintenir l'activité de son établissement et donc d'assurer son équilibre financier, s'il ne veut pas être racheté et « restructuré » par la Générale de santé. Dans la mesure où le financement par la T2A ne prend pas en charge de nombreuses activités hospitalières, force est, pour les gestionnaires comme pour les médecins, de trouver des artifices permettant d'augmenter les recettes.

Le débat entre Jean Leonetti, député UMP des Alpes-Maritimes, et Martine Aoustin, directrice des Hôpitaux, sur le financement des soins palliatifs, illustre de façon sinistre cette marchandisation de la médecine. Jean Leonetti a fait remarquer que si le malade décède avant minuit le jour de son arrivée, il ne rapporte que 800 euros à l'hôpital, tandis que s'il a l'obligeance d'attendre, il rapporte 8 000 euros pendant les 15 premiers jours et ce quelle que soit la durée de la fin de vie (2 jours : 8 000 euros, 15 jours : 8 000 toujours !), puis beaucoup moins ensuite. La mort trop rapide et la mort trop lente ne sont pas T2A rentables ! Le député signala qu'un certain nombre de centres de soins palliatifs faisaient sortir le patient pour le réhospitaliser, dans le but de multiplier les séjours et d'assurer le financement de leur unité, et il suggéra à la directrice des Hôpitaux un financement par un prix de journée. Cette proposition semble assez logique dans la mesure où la sortie du patient n'est en l'occurrence pas décidée par le médecin mais par Dieu lui-même ! Madame la directrice eut pourtant cette réponse sans appel : « Cela n'est pas possible, monsieur le député, car cela remettrait en cause le principe de tarification. » On reste sans voix devant cette sacralisation de la T2A !

L'ONDAM : un budget global national !

Pour essayer de rétablir un équilibre entre les recettes et les dépenses, la plupart des hôpitaux cherchent à augmenter leur activité. Michel Rosenblatt, président du syndicat CFDT des directeurs d'hôpitaux, fait remarquer que, depuis la mise en place de la T2A, l'« activité » des hôpitaux a augmenté de 15 % comme s'il y avait eu une catastrophe sanitaire chaque année ! Mais cette fuite en avant productiviste est vaine, car elle est contenue par l'ONDAM (Objectif national de dépenses de l'assurance maladie), correspondant à une enveloppe financière nationale votée chaque année par les députés. Cette enveloppe, autrement dit ce « budget global », correspond à une sorte d'accord volume/prix. Si le volume des activités augmente, les prix unitaires baissent en conséquence. Ainsi, les tarifs sont en réalité flottants. Les directeurs des hôpitaux prennent connaissance seulement au mois d'avril des tarifs de l'année dont dépendra l'importance de leur déficit ! Notons également qu'il n'y a qu'un seul ONDAM pour les établissements publics et privés au lieu de deux, si bien que le privé à but lucratif siphonne l'argent public, ainsi que l'a dénoncé la Cour des comptes : « L'objectif public a été amputé de 191 millions d'euros pour abonder de 23 millions d'euros l'OQN et de 168 millions d'euros l'objectif privé. [...] Les efforts de maîtrise ne s'imposent donc pas de la même manière aux deux secteurs d'établissements[1]. » Ce qui reste, c'est-à-dire le budget censé couvrir les coûts des « missions de service public » ou MIGAC, sert de volant de régulation. Et voilà pourquoi les MIGAC représentent royalement 12 % du budget global alloué aux hôpitaux !

Ainsi, grâce à la mise en place de la T2A, par un simple jeu d'écritures, les cliniques privées ont vu leur chiffre d'affaires augmenter artificiellement de 9 %. Face à cela, Xavier Bertrand, ministre de la Santé de l'époque, avait, fin septembre 2006, diminué d'autorité les tarifs des cliniques commerciales de 3,1 %

1. Rapport de la Cour des comptes sur la Sécurité sociale, septembre 2007, page 91.

pour le troisième trimestre de l'année. Un recours a aussitôt été déposé devant le Conseil d'État pour annulation du document. « C'est une décision intolérable, expliquait Olivier Thomas, président du Syndicat des cliniques privées, si les dépenses en secteur privé ont augmenté, c'est parce que nous soignons plus de patients, tout simplement, et nous faisons gagner de l'argent à l'État : se faire soigner dans une clinique revient moins cher à la Sécurité sociale que de choisir l'hôpital public. Nous avons donc décidé de nous battre devant les tribunaux. » Le 21 décembre 2007, le Conseil d'État a décidé d'annuler l'arrêté litigieux prétextant d'un vice de procédure. La Sécurité sociale s'est vue contrainte de rembourser 60 millions d'euros aux établissements privés. Remarquons que les directeurs des hôpitaux privés commerciaux, en particulier de la Générale de santé, ne cessent de répéter qu'ils coûtent 40 % moins cher à la Sécurité sociale, mais ils oublient le coût des examens externalisés, et surtout celui des honoraires des médecins, non inclus dans le coût de la clinique commerciale (de même que la part du financement des assurances des médecins payées par la Sécurité sociale). Alors que les salaires et les assurances des médecins hospitaliers sont évidemment compris dans le coût de l'hôpital. Sans parler des dépassements d'honoraires des cliniques privées payés par les patients : 470 millions d'euros en 2005 selon l'Inspection générale des affaires sociales (IGAS), dont 66 % non remboursés par les assurances complémentaires. La Fédération hospitalière de France a calculé les différences de coût réel entre le public et le privé pour les 95 GHS correspondant à 80 % de l'activité des cliniques commerciales. Une fois réintroduit le coût des examens « délocalisés » et le coût des honoraires médicaux, la différence n'est pas de 40 % comme s'en vante la Générale de santé, mais de 18 %, qui sont facilement explicables par les contraintes du service public.

Le système de l'Objectif national de dépenses d'assurance maladie (ONDAM), avec son accord volume/prix, pénalise en réalité le médecin scrupuleux qui ne cherche pas à augmenter artificiellement son activité et, ce faisant, voit le paiement de son activité non pas maintenu, mais diminué. La « course à l'échalote » est donc généralisée ! Bien sûr, les promoteurs de la T2A connaissaient le caractère inflationniste du système. Ils avaient donc prévu des contrôles qui débouchent sur des annulations de facturation après négociation et compromis éventuel. Ainsi, un collègue d'un grand CHU de province a vu la moitié des hospitalisations de jour pour bilan endocrinien de son service récusée par les contrôleurs de la Sécurité sociale, parce qu'elles ne comportaient pas assez d'examens complémentaires. Il en a donc tiré la conclusion suivante : « Désormais, je ferai une IRM systématique inutile pour le bilan annuel de tous mes patients. » En matière de réduction des gaspillages, on pouvait inventer mieux ! Et on aurait pu espérer que les médecins inspecteurs de la Sécurité sociale soient employés à des activités plus utiles que le contrôle de la légitimité des hospitalisations prescrites par les médecins hospitaliers.

En effet, le paiement à l'activité reproduit à l'hôpital le conflit d'intérêts qui existe au sein de la médecine de ville avec le paiement à l'acte. Pour assurer ses revenus, le médecin libéral payé à l'acte tend à multiplier les actes. Il est évident qu'une consultation à 22 euros qui dure cinq minutes pour simplement renouveler une ordonnance, répétée tous les mois, est plus rentable qu'une consultation au même prix tous les six mois et qui dure une demi-heure ! De même, le médecin qui dispose d'une machine, une échographie ou une endoscopie, a tendance à multiplier les actes peu ou pas utiles mais rentables. Il en va désormais de même à l'hôpital : pour maintenir le financement de l'établissement ou le financement du service, le médecin multiplie des actes peu utiles. Dans mon propre service, nous avons artificiellement augmenté les hospitalisations de jour, sans mauvaise conscience dans la mesure où de très nombreuses activités utiles du service ne sont tout simplement pas financées par la Sécurité sociale. Ainsi, ne sont pas financés par la T2A la mise à l'insuline en ambulatoire, le suivi tous les quinze jours d'une grossesse chez une patiente diabétique, pas plus que le suivi en groupe de patients diabétiques de type 2, pas plus que l'activité de quatre infirmières de consultation qui accompagnent des patients et obtiennent des résultats remarquables.

La puissance restructurante de la T2A

La Pitié-Salpêtrière a un déficit estimé à 35 millions d'euros, encore que ce chiffre varie sensiblement selon les interlocuteurs. Pour le réduire, elle a déjà fait beaucoup d'efforts d'organisation et de modernisation : mise en place d'un système pneumatique pour éviter le transport manuel des prélèvements sanguins ; des services ont été regroupés, en particulier en neurologie, neurochirurgie, cardiologie et biochimie ; des gardes jugées peu utiles ont été supprimées. Mais pour combler le déficit, il n'y a plus que deux solutions : abandonner des activités jugées non rentables, par exemple l'éducation thérapeutique que la T2A n'a pas à ce jour prévu de rémunérer, et surtout diminuer le personnel. Le directeur de la Pitié, Jacques Leglise, a eu la franchise d'affirmer qu'il fallait réduire le personnel, c'est-à-dire passer en moyenne d'une infirmière pour huit lits à une infirmière pour douze lits. La Fédération hospitalière de France a calculé que, pour résorber le déficit, 20 000 emplois doivent être supprimés.

Seulement, pour supprimer des emplois, il faut changer le statut des agents assimilé à celui de la fonction publique, le statut de l'hôpital public doit donc être transformé en établissement privé à missions de service public. C'est le statut de l'hôpital Saint-Joseph de Paris, qui en est à son deuxième plan de restructuration sous la houlette d'un nouveau directeur payé, nous dit-on, « à la hauteur de sa mission » (après avoir démissionné de l'Assistance publique-Hôpitaux de Paris, l'AP-HP). Les mêmes méthodes que celles de l'industrie sont employées : non-remplacement des départs à la retraite, licenciement de personnel, externalisation des services logistiques, démembrement en plusieurs sociétés (l'une pour les consultations, l'autre pour les hospitalisations) et, plus simplement, restructuration sèche, c'est-à-dire fermeture du service de maladies infectieuses jugé non rentable. On n'a même pas pris la précaution de masquer la décision au nom d'une rationalisation de l'offre de soins au niveau de la ville de Paris ; on a tout simplement dit que ces activités devaient être fermées parce qu'elles n'étaient pas rentables. Les malades n'ont même pas été prévenus ; les cinq cents patients sidéens ont été priés d'aller se faire suivre ailleurs ! Et c'est ce modèle que les décideurs, qui avancent de moins en moins masqués, ont choisi d'instaurer.

La loi « Hôpital, patients, santé et territoires » va engager le processus en changeant le statut des médecins et des directeurs, qui pourront être embauchés pour une durée déterminée sous contrats avec des rémunérations hors fonction publique. La hiérarchie des salaires est ainsi augmentée et l'emploi de tous de plus en plus précarisé. C'est une façon de désolidariser les dirigeants du reste du personnel médical et paramédical en achetant leur détermination à passer outre toute considération éthique ou sociale. Leur seul but devient le redressement financier, tâche pour laquelle ils sont payés. D'autre part, ce système crée une concurrence entre les différents personnels au sein de chaque catégorie, entre les médecins comme entre les paramédicaux. Ainsi, un nouveau chirurgien, vasculaire par exemple, pourra être rémunéré quatre fois plus que son collègue diabétologue ou gériatre, non pas en fonction de son activité, mais de ses gains de T2A.

L'objectif final est que l'ensemble du personnel devienne contractuel, l'argument avancé étant que, lorsque les personnes disposent de la garantie de l'emploi, elles perdent leur motivation au travail et deviennent des « fonctionnaires paresseux ». Une blague illustrant cette idéologie circule à l'Assistance publique : on dit que les sous-sols du ministère de l'Économie étaient envahis par les rats et les souris. Le ministre donna l'ordre à son directeur de trouver une solution. Un mois plus tard, faisant l'inspection des sous-sols, il ne vit ni rats ni souris, félicita son directeur et lui demanda quelle solution il avait trouvée. « Nous avons embauché un chat, monsieur le ministre. » Trois mois plus tard, nouvelle inspection. Les rats et les souris sont de retour. « Que se passe-t-il ? » interroge le ministre. « Vous n'avez plus le chat ? » Réponse du directeur : « Si monsieur le ministre, mais nous avons cru bon de le titulariser. »

La vérité est toute différente. Les contrats à durée déterminée n'ont pas pour fonction de stimuler le travail grâce à la menace du non-renouvellement du contrat. Ils ont pour unique fonction de permettre le licenciement, quelles que soient la qualité et la quantité du travail fournies. Récemment, pour faire face à son déficit, l'Assistance publique a licencié brusquement 300 agents hospitaliers en CDD, qui ont d'ailleurs appris leur licenciement avec 24 heures de retard. Un agent hospitalier du service, malgré sa maladie grave, a été concerné par ce licenciement, alors qu'il n'avait jamais été absent et avait toujours montré une grande motivation et une grande efficacité dans son travail. Choqué, comme l'ensemble des membres du service, je suis intervenu auprès du directeur qui a réagi avec humanité, décidant de prendre sur lui et de le garder jusqu'au concours permettant sa titularisation. Cet exemple illustre parfaitement le but de l'embauche en CDD : ce n'est pas d'accroître la « motivation au travail », c'est tout simplement de pouvoir licencier.

L'alternative au tout T2A

Lorsqu'on aborde la question du financement à l'activité par la T2A, les personnes, en particulier les médecins hospitaliers, sont assez facilement convaincus de ses défauts, mais posent aussitôt la question : quelle est l'alternative ? Sans être spécialiste de la question, il ne paraîtrait pas aberrant d'envisager pour l'hôpital plusieurs modes de financement correspondant à des activités médicales différentes.

La T2A, corrigée de ses défauts (la non-prise en compte de la précarité, de la non-programmation, de la gravité d'une pathologie, de l'activité de recours, c'est-à-dire le transfert d'un patient d'une clinique ou d'un hôpital vers un centre de référence), peut être un outil de financement performant pour les activités techniques ou chirurgicales, surtout si elles sont non répétitives (cataracte, prothèse de hanche, adénome de la prostate, angioplastie artérielle) ou vitales (dialyses, plasmaphérèses, chimiothérapies), mais elle est inadaptée et sûrement inadaptable à la prise en charge de la maladie chronique.

L'essentiel de la médecine devrait être financé par un budget global évoluant en fonction de différents indices, dont l'indice d'activité calculé à partir du PMSI, mais aussi des indices de santé publique prenant en compte la démographie du bassin de population et des indices de qualité. Le financement pourrait ainsi exprimer une véritable politique de santé débattue démocratiquement par la représentation nationale.

Le financement déterminé par un prix de journée pour les soins palliatifs, proposé par le député Jean Leonetti, semble de bon sens. Il devrait s'appliquer à d'autres situations, comme aux maladies psychiatriques. Les événements récents reprochant aux équipes soignantes et aux directeurs des hôpitaux psychiatriques la sortie prématurée de patients devraient faire réfléchir les ayatollahs de la T2A. Cela dit, la pénurie de psychiatres hospitaliers conduit à des délais d'attente parfois ahurissants (six mois, voire plus en pédopsychiatrie).

Le suivi ambulatoire de patients atteints de maladies chroniques ne peut pas, bien souvent, être financé par des hospitalisations d'une journée. Des forfaits de prise en charge ambulatoire devraient être définis grâce un travail en commun entre l'administration et les différents collèges de spécialistes.

Reste un certain nombre de missions de service public, d'enseignements universitaires et post-universitaires médicaux et paramédicaux et d'activités de recherche qu'il faut financer de façon budgétaire. Les missions d'intérêt général sont actuellement financées à hauteur de 12 % ; on ne sait pas d'où sort ce chiffre à la fois arbitraire et dérisoire (et en réalité simple reliquat de l'ONDAM lorsqu'on a enlevé la T2A). La Fédération hospitalière de France, au regard des expériences étrangères et des coûts nécessaires à la permanence des soins (par exemple, la nécessité de garder des lits vides en pédiatrie ou en réanimation pour faire face aux urgences) et à la continuité territoriale du service public, réclame un financement des missions de service public à hauteur de 50 % du budget hospitalier. À l'occasion d'un débat pendant l'émission de France 5 « C dans l'air » d'Yves Calvi, l'économiste Claude Le Pen, par ailleurs chaud partisan de la marchandisation de la médecine, expliquait les vertus de la T2A qui permet, selon lui, au patient d'être hospitalisé avec l'argent dont il a besoin pour ses soins. « Il apporte l'argent avec lui », disait-il. Autrement dit, patient peu grave = peu d'argent, patient très grave = beaucoup d'argent. Tout est pour le mieux dans le meilleur des mondes. L'économiste n'avait pas pensé qu'il existe des spécialités où l'argent doit précéder le malade, par exemple en pédiatrie où il faut forcément qu'il y ait des lits vides pour pouvoir accueillir les enfants lors des épidémies de bronchiolite ; ou dans les services de réanimation intensive où la présence de lits vides est également primordiale, au moins à l'échelle d'une ville pour pouvoir accepter les malades très graves en réanimation. Il arrive à Paris qu'il faille une heure ou deux pour réussir à débloquer un lit dans une des unités de réanimation médicale, car le principe de « l'hôpital entreprise » est le travail à « flux tendus ». De même, pour faire face aux urgences, des blocs opératoires doivent être maintenus en permanence en activité. Dans tous ces cas, l'argent doit précéder le malade et pas seulement arriver avec lui. Payer seulement à l'activité reviendrait à payer les pompiers seulement quand il y a le feu !

La T2A et la qualité des soins

Un cas particulier arrivé à notre service de diabétologie illustre parfaitement la logique T2A. Un jour, je reçois un appel téléphonique d'un journaliste médical de France 2 concernant un de ses amis diabétique hospitalisé dans un établissement de province à qui l'on propose une amputation du pied. Il me demande si je peux le prendre en urgence. Nous parvenons à libérer un lit pour accueillir le patient transporté en ambulance. Sa situation est effectivement assez grave avec un orteil noir, mais il s'agit d'une cellulite infectieuse sans artérite sévère. Notre service comprend une unité de podo-diabétologie spécialisée de référence, il n'est donc pas anormal que les patients qui y sont hospitalisés soient des patients transférés en recours. Le patient en question bénéficie d'un traitement médical adapté comportant la suppression de tout appui sur son pied, tandis que son diabète est parfaitement équilibré. Progressivement, la situation du patient se stabilise, l'orteil menacé est sauvé. Il n'y a plus qu'à faire un petit geste chirurgical conservateur visant à extraire les débris osseux nécrosés. Cette petite intervention chirurgicale septique, sans gravité, ne se faisait pas à l'hôpital de la Pitié-Salpêtrière, le service d'orthopédie s'occupant principalement d'interventions lourdes du rachis ou de la pose de prothèses. Nous collaborons régulièrement avec un chirurgien orthopédiste, ancien chef de clinique des hôpitaux et travaillant en clinique privée où nos malades sont opérés. Le chirurgien passe dans le service chaque semaine pour voir les nouveaux patients et pour revoir les opérés, qui restent en effet seulement 48 heures en clinique avant de revenir dans le service. Il s'agit là d'une complémentarité entre le service public et le secteur privé. Le malade en question a donc guéri et a pu rentrer chez lui en déclarant : « C'est un miracle ! » Cependant, j'ai demandé au médecin spécialiste du PMSI et de la T2A sur l'hôpital de calculer le financement qu'a rapporté le séjour du patient. Notre service l'a gardé trop longtemps par rapport aux normes autorisées par la T2A, il ne recevra donc que 180 euros par jour. La clinique privée, elle, recevra 3 000 euros pour le petit geste chirurgical. Ce cas illustre parfaitement la logique de la T2A qui est adaptée aux gestes techniques simples, mais inadaptée et très sûrement inadaptable à la complexité et aux pathologies chroniques. Ayant à cette occasion découvert la rentabilité de cette petite chirurgie osseuse septique, la Pitié-Salpêtrière a décidé de promouvoir un orthopédiste, praticien hospitalier chargé de cette activité. Et pour que l'affaire soit vraiment rentable, on ne transfère plus le malade d'un service à l'autre, mais on organise sa sortie pour le réadmettre après, et empocher ainsi deux séjours au lieu d'un. Ah, les vertus éthiques de la T2A !

Le professeur Bertrand Godeau, chef du service de médecine interne de l'hôpital Henri-Mondor, m'a raconté le cas d'un patient qui illustre parfaitement la nocivité de la médecine prescriptive et la perversion de la T2A. Un patient a consulté un médecin parce qu'il toussait. Sans l'examiner, il lui a prescrit des antibiotiques qui n'ont eu aucun effet. Finalement, le malade a dû être admis en clinique pour des douleurs thoraciques et une chute de tension. On découvrit un épanchement péricardique sévère qu'il fallut drainer. Un scanner conclut à l'existence de ganglions dans le médiastin. Quelques jours après, T2A oblige, le malade sortait avec une lettre recommandant la poursuite des explorations. Ce n'est qu'un mois plus tard qu'il fut hospitalisé à l'hôpital Henri-Mondor pour récidive et que l'exploration permit d'affirmer le diagnostic de cancer. Le premier épisode de prescription d'antibiotiques est la caricature de cette médecine prescriptive où chaque symptôme entraîne une prescription sans examen, sans réflexion, et donc sans diagnostic. Quant au deuxième épisode d'hospitalisation brève en clinique commerciale, elle représente la perversion de la T2A qui, loin de pénaliser cette mauvaise médecine, survalorise le geste technique réalisé dans un temps court. Et cet exemple n'est pas unique : patiente diabétique bénéficiant de la pose d'une pompe à insuline dans une clinique privée commerciale, mais venant à l'hôpital public pour apprendre à s'en servir ; patient diabétique bénéficiant d'un bilan cardio-vasculaire approfondi inutile dans un établissement du même consortium de cliniques privées, mais n'ayant pas appris à gérer son insulinothérapie…

Grâce à la T2A, le codage devient un « art » de première importance. L'hôpital de la Pitié-Salpêtrière y consacre une énergie considérable, deux médecins y travaillent à plein temps, les médecins seniors de chaque service remplissent les codes du mieux qu'ils peuvent et les secrétaires y consacrent un temps important. Certaines cliniques, dont l'Institut mutualiste Montsouris, souvent cité en exemple, possèdent un logiciel qui permet « d'optimiser » le codage dans le but de maximiser le financement reçu par la clinique, c'est-à-dire d'augmenter la facture à la Sécurité sociale ! Tout le monde se met à « coder malin ». On nage en pleine éthique médicale ! Il ne s'agit donc pas vraiment d'un paiement à l'activité, mais d'un paiement au codage d'activité. De même qu'il ne s'agit pas d'un vrai marché, mais d'un marché fictif où on demande au médecin non pas d'être utile, mais d'être rentable en fonction des tarifs de la T2A. Si 80 % des hôpitaux dont 29 des 31 CHU sont en déficit, comprenons bien que c'est un déficit inscrit dans le mode de financement lui-même, et donc un déficit programmé. Bien sûr, la T2A ne prend en compte ni la qualité des soins, ni même leur justification. Combien d'endoscopies digestives, d'anneaux gastriques, d'hystérectomies, d'appendicectomies, de césariennes, de poses de *pacemaker* injustifiés sont réalisés chaque année dans le privé ? Et combien faudra-t-il ajouter, grâce à la T2A, d'hospitalisations inutiles ? Certes, les modalités antérieures de financement de l'hôpital public avaient leur perversion. Le paiement au prix de journée poussait à prolonger indûment les hospitalisations. Le paiement par le budget global n'encourageait pas l'activité inutile, mais il ne stimulait pas non plus l'activité utile. Quoi qu'il en soit, il n'y a que la ministre Roselyne Bachelot pour se permettre d'écrire dans un supplément du *Monde*, *Le Monde de la compétitivité*, daté du 18 juin 2008 : « Quand je suis arrivée à la tête de ce ministère, j'ai immédiatement indiqué que je serai le ministre de la qualité des soins. [...] La tarification à l'activité (TA2) illustre ce *leitmotiv*, car il s'agit d'une rémunération fondée sur *la qualité* (c'est nous qui soulignons) et non plus seulement sur le volume d'activité comme auparavant. Je rappelle que j'ai inscrit le passage à la T2A de toutes les activités hospitalières à l'horizon de 2012. » Comme quoi, en politique, on peut dire à peu près n'importe quoi sans aucune conséquence !

Chapitre 4

La « nouvelle gouvernance »

Transformer l'hôpital en entreprise marchande revient à limiter le pouvoir médical tirant sa légitimité de l'éthique professionnelle qui impose aux médecins de soigner tout patient au mieux des données de la science, indépendamment de ses revenus. Les médecins opposent traditionnellement cette exigence éthique – ils ont prêté serment de la respecter – à l'autre exigence, non moins impérative, celles des gestionnaires qui doivent répartir les moyens alloués par la société. Toute une génération de médecins a été élevée dans ce principe de séparation entre le devoir du médecin et la mission du gestionnaire. C'était l'époque où le général de Gaulle, comme le président Mao Zedong, mettaient « la politique au poste de commande ». L'intendance n'avait qu'à suivre. Depuis, dans les hôpitaux comme dans la société, les choses ont bien changé, même si l'idée d'une séparation des pouvoirs, médical et gestionnaire, est toujours prégnante et nécessite donc une négociation pour permettre une contractualisation. Les expressions « pouvoir médical » et « pouvoir gestionnaire » méritent cependant une clarification. Le terme de « pouvoir médical » est trop entaché de l'abus de pouvoir mandarinal, transformé depuis la fin des mandarins en conflits de pouvoirs corporatistes ou boutiquiers souvent doublés d'un conflit des égos entre « chefs » et « sous-chefs ». Le pouvoir médical dont nous parlons ici est celui d'une communauté de soignants médicaux et paramédicaux, justifiée par l'optimisation des soins aux patients. De même, le pouvoir de gestion doit être distingué du pouvoir administratif et règlementaire, dont la rigidité, la complexité, l'obscurité, parfois l'absurdité, font les délices de certains agents et exaspèrent les soignants comme les usagers. Quand la direction administrative de l'hôpital est assurée par des personnes à la fois compétentes et attachées au service public, capables de dépasser les obstacles administratifs, et quand il existe une communauté médicale relativement consensuelle, l'accord se fait assez facilement, parfois après des discussions un peu vives, mais dans un souci de compréhension mutuelle. Telle a été mon expérience à la Pitié-Salpêtrière avec des directeurs collaborant efficacement avec la communauté médicale.

Mais aujourd'hui, la priorité est donnée à la rentabilité, à l'équilibre des recettes et des dépenses, quitte à diminuer le personnel et à réorienter l'activité vers les « parts de marché » rentables. La transformation d'un certain nombre de médecins en gestionnaires suivait donc cette logique, en leur donnant l'illusion pour quelque temps d'une autonomie de gestion et en leur offrant surtout la carotte d'un pouvoir plus important.

Les pôles de gestion

Ont ainsi été constitués des pôles regroupant environ cinq services, chaque pôle ayant à sa tête un médecin, un cadre infirmier supérieur, dit « cadre sup' de santé », et un cadre administratif. Les premières victimes de cette « restructuration » sont les cadres de santé (qu'on appelait avant les surveillantes), dont le nombre devrait de plus en plus diminuer. Cependant, de nouveaux administratifs ont été embauchés, plutôt mal payés, des directeurs de pôle venant s'ajouter aux directions hospitalières qui s'étaient elles-mêmes largement étoffées. Cette réforme marchande des hôpitaux commence donc, selon la tradition française, par une inflation bureaucratique. On compterait en France 0,3 emploi administratif par lit de patient !

La fonction de ces pôles est d'abord et avant tout gestionnaire, mais ils manquent souvent de cohérence médicale. À la Pitié-Salpêtrière, certains pôles sont cohérents comme les pôles de cancéro-hématologie, de cardiologie, de neurologie, ou encore notre petit pôle d'endocrinologie. Regroupant cinq services d'endocrinologie-métabolisme-nutrition, notre pôle se confondra avec un département de soins lorsque nous serons regroupés dans un même bâtiment. Mais justement, alors que notre pôle est cohérent sur le plan médical, on lui reproche d'être trop petit sur le plan de la gestion. Après lui avoir adjoint la médecine du sport, on réfléchit à son élargissement… Malgré la grande taille de l'hôpital, deux énormes pôles complètement hétérogènes ont été créés, un vaste pôle médical et un pôle néphro-chirurgical. Quoi de commun entre la maternité, l'urologie, l'orthopédie, la chirurgie endocrinienne et générale, la chirurgie digestive, la chirurgie vasculaire et la néphrologie ? Tout cela dans le même sac !

Évidemment, on peut rêver d'une patiente diabétique insulino-dépendante atteinte d'une insuffisance rénale terminale, traitée en dialyse dans le service de néphrologie, développant une hyperparathyroïdie justifiant une intervention dans le service de chirurgie endocrinienne, faisant une chute secondaire à son trouble de l'équilibre provoquée par la neuropathie diabétique, se cassant le col du fémur fragilisé par l'ostéodystrophie rénale, nécessitant une opération dans le service d'orthopédie, puis bénéficiant d'une greffe rein-pancréas dans le service d'urologie et, ayant finalement rencontré au cours de ses hospitalisations un compagnon d'infortune, accouchant neuf mois plus tard à la maternité. Il s'agit toutefois d'un parcours de soins inhabituel !

La précédente directrice de l'AP-HP, Rose-Marie Van Lerberghe, maniant à merveille la langue de bois, estimait que les pôles offraient une « meilleure lisibilité pour les malades ». Une femme n'accouche donc plus à la maternité de la Pitié, elle accouche dans le pôle de néphro-chirurgie ! Voilà qui est pour elle plus « lisible » ! Les équipes médicales et paramédicales, très inquiètes de cette restructuration déstructurante, ont défendu le maintien des services, c'est-à-dire des équipes soignantes. Leur crainte était de devoir changer de service toutes les semaines, voire tous les jours… L'Académie de médecine elle-même s'en est émue, réaffirmant son attachement aux services hospitaliers, si bien que les dirigeants politiques, toujours courageux et francs, ont dans un premier temps laissé en place les services en rognant le pouvoir du chef de service. Son rôle se limite désormais à l'animation de l'équipe médicale. La coresponsabilité avec la cadre supérieure de l'équipe paramédicale lui a été retirée.

C'est un peu comme si l'entraîneur d'une équipe sportive ne s'occupait que des avants et pas des arrières ! Sous prétexte de limiter les abus de pouvoir des chefs de service, s'estimant propriétaires de leur service et des personnels qui y travaillent, on a en réalité déstructuré les équipes qui prennent en charge les soins des patients. Lors des événements dramatiques survenus à la fin de l'année 2008, quand deux enfants sont décédés dans des hôpitaux parisiens en raison d'une erreur de médicament et de dose administrée par une infirmière, on a peu ou pas entendu les chefs de service concernés. Ce ne sont plus en effet « leurs infirmières », et bientôt ce ne sera plus « leur service » ! Au nom de la lutte contre la « gestion patrimoniale » des services, la nouvelle gouvernance détruit l'esprit d'équipe ! Seul le directeur de Cochin, Pascal De Wilde, a accompagné et soutenu l'infirmière mise en garde à vue de façon scandaleuse. Et la communauté médicale de l'AP-HP lui en a exprimé sa reconnaissance.

L'usine à gaz

Finalement, c'est une véritable machine bureaucratique à étages qui a été mise en place. Alors qu'avant il y a avait trois niveaux de décisions – le service, l'hôpital, le siège de l'AP-HP (Assistance publique-Hôpitaux de Paris) –, il y en a désormais cinq : le service, le pôle, l'hôpital, le groupe hospitalo-universitaire (GHU) et le siège de l'AP-HP. Les plus chanceux bénéficient d'un sixième niveau constitué par des « sous-pôles » ou des « piliers de pôle » à la recherche d'une cohérence médicale. Évidemment, chaque niveau convoque des réunions, envoie des circulaires, réalise des enquêtes, programme des évaluations, si bien que ceux d'en bas n'en peuvent plus de répondre aux demandes et parfois aux injonctions de ceux d'en haut. Les mêmes qui prêchent l'augmentation de la productivité et en appellent à l'efficience ne se posent jamais le problème du temps nécessaire et des moyens humains requis pour répondre à l'ensemble de leurs directives…

La charge de travail des secrétaires, par exemple, s'est trouvée considérablement accrue ; elles doivent rentrer, en un minimum de temps, les codes d'activité du service, répondre aux exigences de l'administration, et assurer la frappe des comptes rendus d'hospitalisations. « Ceux d'en haut » exigent que ces comptes rendus soient adressés aux médecins traitants dans les huit jours suivant la sortie du malade, sans se poser le moins du monde la question des moyens nécessaires pour atteindre cet objectif. Elles frappent aussi le courrier de consultation, répondent aux demandes des patients et des médecins correspondants, etc. Chacun tente d'apporter des solutions de suppléance : dictée vocale, secrétaires payées sur fonds privés, externalisation de la frappe, etc. Certes, de nouvelles secrétaires ont été embauchées, mais pour les nouveaux directeurs et gestionnaires. C'est ce qu'on appelle en France une « réforme au service de la qualité des soins ». Rose-Marie Van Lerberghe, qui se piquait de dialectique « hégélienne », l'avait bien compris : « Il fallait surtout donner le sens de la réforme, expliquer pourquoi on mettait les pôles en place, pour mieux prendre en charge les malades de façon plus globale, pour mieux utiliser les moyens au plus près du terrain. [...] Le pôle doit être le lieu de confrontations et de convergences des points de vue au bénéfice du malade ! [...] L'objectif constamment recherché dans le changement des organisations a été de dégager du temps médical et du temps soignant[1]. » C'est parfaitement réussi ! Dans les pôles aux contours plus ou moins baroques, on ne discute pas de la qualité de soins, rarement de leur organisation, mais presque exclusivement d'activité et de rentabilité.

Lors d'une réunion de pôle, nous avons longuement discuté de la possibilité de transformer les emplois aménagés pour des infirmières atteintes de maladies

1. Rose-Marie Van Lerberghe, *Oui, la réforme est possible*, *op. cit.*

chroniques invalidantes en emplois handicapés. En effet, comme toute entreprise, l'hôpital doit consacrer 6 % de ses emplois à des travailleurs handicapés. Si ces infirmières poussaient le dévouement jusqu'à accepter le statut d'handicapé, elles permettraient à notre pôle, et donc à notre hôpital, de faire des économies !

Les nouveaux médecins gestionnaires

Les chefs de pôle qui croyaient avoir une autonomie de gestion s'aperçoivent qu'ils ne sont là en fait que pour appliquer des décisions de la direction et relayer auprès de leurs collègues les « exigences de productivité ». Plusieurs s'interrogent sur leur rôle exact. Le professeur de médecine interne de la Pitié-Salpêtrière, Jean-Charles Piette, élève du professeur Pierre Godeau et qui dirigeait le vaste pôle de médecine, n'a plus supporté l'inflation des réunions et des tâches gestionnaires. Pour continuer à voir des patients, il consultait le samedi après-midi et même le dimanche. Il a fini par craquer et démissionner de ses postes de chef de pôle et de chef de service en envoyant une lettre que je reproduis ici avec son autorisation : « Lassé des dysfonctionnements chroniques de la nouvelle gouvernance et lucide devant l'échec des multiples efforts déployés pour rétablir un tableau des emplois au minimum décent au sein du pôle, j'ai décidé d'en tirer les conséquences : je cesserai donc fin juin mes fonctions de responsable médical du pôle 3 I. Cette décision, déjà évoquée lors de notre dernière réunion, est vraiment réfléchie. J'espère qu'elle aidera le groupe hospitalier Pitié-Salpêtrière à prendre la mesure des problèmes posés… Merci à toutes et tous pour le travail accompli ensemble. »

Lors de sa démission, il m'a confié : « Quand je fais le bilan d'une année, je me rends compte que j'ai passé mon temps à aller d'une réunion à l'autre, à rédiger des rapports, à élaborer des projets. Je n'ai plus le temps de faire de la recherche, je n'ai plus le temps de connaître les internes. Ma vie perd tout sens. Il est exclu que je continue comme cela. » Au-delà des particularités individuelles de sa décision, ses propos sont partagés par l'immense majorité des médecins chefs de service et des médecins chefs de pôle. Bien sûr, les partisans de « l'hôpital entreprise » refusent d'entendre et de voir cette crise de démoralisation et de démotivation, et traitent chaque cas comme un cas particulier. La crise sélectionne les hommes. Par les temps qui courent, les médecins gestionnaires et les médecins business ont de l'avenir.

Il faut reconnaître que les pôles n'ont pas eu que des effets négatifs. Parfois, trop rarement, ils ont trouvé une véritable cohérence médicale en redéfinissant la prise en charge des patients au sein des services du pôle ou en organisant une filière de soins entre l'urgence, l'aigu et les soins de suite. En conduisant plusieurs équipes médicales et paramédicales à se rencontrer, ils ont permis de diminuer les « égoïsmes de service » en favorisant l'entraide et parfois, quand cela était possible, une certaine mutualisation de moyens. Ainsi, dans notre pôle, les infirmières du service d'endocrinologie sont venues volontiers donner un coup de main dans le service de diabétologie lorsqu'il manquait du personnel et qu'elles-mêmes avaient moins d'activité. Par ailleurs, on dit qu'une amélioration du fonctionnement des salles d'opération a pu être réalisée. Ici ou là, le périmètre des services a pu être modifié, avec des lits ou une salle prêtés à un autre service, voire une salle d'hospitalisation mutualisée. Reste que tout ceci est marginal par rapport à la logique gestionnaire, financière, obsédée par la rentabilité, suscitant un nouvel égoïsme, l'« égoïsme de pôle ».

La petite loi

Le projet de loi « Hôpital, patients, santé et territoires » (HPST) va accentuer ce processus de transformation de l'hôpital en entreprise marchande. L'habileté de cette loi consiste à avoir noyé la réforme de la gouvernance hospitalière dans une série de propositions portant sur la médecine de ville et donnant le sentiment à la population que l'État agit pour la défense de l'accès à des soins de qualité pour tous et sur tout le territoire. Le discours présidentiel du 19 septembre 2008 était habilement calibré, donnant le sentiment d'une fermeté louable vis-à-vis des excès de la médecine libérale. « On a besoin de médecins à Douai, mais pas à Aix-en-Provence », a expliqué le président de la République. Il a affirmé que les médecins devaient assurer la permanence des soins en participant aux gardes, que les maisons médicales devaient être développées, qu'il fallait transférer des activités médicales aux paramédicaux, en particulier aux infirmières, limiter les dépassements d'honoraires et sanctionner les abus. Et si les discussions entre les partenaires n'y parvenaient pas, l'État saurait alors prendre ses responsabilités. Voilà pour le côté face. Et pour le côté pile, l'hôpital, lui, a besoin d'un patron et d'un seul, d'un directeur venant du privé et rémunéré sous contrat avec un salaire hors fonction publique et pour mission d'en finir avec « la culture du déficit de la majorité des hôpitaux ». Simultanément, le Président a annoncé la constitution d'une commission censée faire des propositions pour réformer les CHU et leur triple mission de soins, de recherche et d'enseignement. Ainsi, en même temps que les députés discutent d'une loi sur les hôpitaux, y compris les CHU, une commission prépare des mesures sur le même sujet. Erreur de « gouvernance » ? Caprice du prince ? Ou jeu de dupes ? Au passage, l'hôpital a été accusé par le Président d'utiliser 64 % du budget de la santé, alors qu'en réalité, c'est inférieur à 40 % (34 % pour l'hôpital public selon la Fédération hospitalière de France). Cette erreur délibérée a pour fonction de dresser l'opinion contre l'hôpital qui « dépense sans compter », alors que, c'est bien connu, les cliniques privées commerciales ont pour seul objectif de colmater le trou de la Sécu et de mettre l'argent de leurs actionnaires, seulement motivés par le bien des patients, au service de la collectivité ! Quel altruisme admirable !

Le projet de loi donne tout le pouvoir au directeur de l'hôpital, y compris en ce qui concerne le projet médical de l'établissement. Le président de la communauté médicale d'établissement (CME), qui représente la communauté médicale, aura le joli titre de « vice-président du directoire ». Il aura le privilège de présenter le projet médical au directeur, devenu président-directeur général, et c'est ce dernier qui en décidera, alors qu'il n'a évidemment aucune compétence médicale ; il pourra être séduit par des propositions « marketing » sans réelle efficience médicale, comme on l'a vu par le passé, ou subir des pressions politiques, y compris élyséennes, comme cela a été le cas pour la construction du pavillon de l'adolescent à Cochin, créé à la demande de Bernadette Chirac.

Contrairement à ce que prévoit le projet HPST, le projet médical doit être élaboré en commun par trois partenaires : la communauté médicale de l'établissement chargée de l'appliquer ; la direction administrative, qui doit en assurer la gestion et le financement ; et la région, qui doit en assurer la cohérence avec ses priorités et les activités des autres établissements de la région. C'est après concertation qu'un projet médical peut être adopté par les trois responsables de ces instances : le président de la commission médicale d'établissement, le directeur de l'hôpital et le futur directeur de la future Agence régionale de santé (ARS). L'aberration dogmatique de l'orientation de l'hôpital en entreprise conduit à demander à un directeur gestionnaire, pouvant n'avoir qu'une expérience dans les entreprises privées – à l'instar de Rose-Marie Van Lerberghe qui venait de chez BSN – de décider du plan médical. Notre ancienne directrice était à ce point ignorante de la médecine qu'elle avait eu la bonne idée de passer une matinée par semaine dans un service de l'Assistance publique pour recevoir une formation médicale minimale. J'ai ainsi eu le plaisir de l'accueillir une matinée entière avec les médecins, les infirmières et les diététiciennes du service, pour lui expliquer ce qu'étaient les diabètes et les questions posées par leur prise en charge. Ces petites séances d'information lui permettaient peut-être de mieux comprendre les problèmes des patients et des soignants, mais évidemment pas d'acquérir la compétence nécessaire pour décider du projet médical de l'AP-HP.

Le projet de loi prévoit que les médecins responsables de pôle appliquent les décisions du directeur, et leur donne donc tout pouvoir sur le personnel médical et paramédical du pôle. De « responsables de pôle », ils deviennent « chefs de pôle » (*sic*). Alors qu'ils avaient un mandat limité dans le temps, ils sont désormais désignés par le directeur, et peuvent être renouvelés par lui sans limite de mandat. De la même façon, ils peuvent être débarqués à tout moment par le directeur. À vrai dire, le directeur lui-même, embauché sous contrat, risque à tout moment d'être limogé, sans appel, par le directeur général de l'Agence régionale de santé (ARS), sorte de préfet sanitaire nommé par le gouvernement. Le directeur de l'hôpital devient certes le « seul patron » de l'hôpital entreprise, mais il en est aussi le fusible. Les structures de soins disparaissent au profit de « structures internes au pôle » (*sic*), variables selon le bon vouloir du directeur recevant l'avis du chef de pôle et du président de la commission médicale d'établissement. Plus de structures de soins ni de services, ni de départements ni d'unités fonctionnelles, ni d'antennes ! Plus de responsable de ces structures ! Plus de chef de service ! Tout au plus, le chef de pôle est en mesure de choisir des « collaborateurs » dont il propose la nomination au directeur de l'hôpital. Le directeur a le pouvoir de décider, après avis de la CME, de la fermeture d'une activité médicale et de la suspension d'un médecin, placé alors en « recherche d'affectation auprès du centre national de gestion ».

Les nouveaux directeurs

Le projet de loi HPST est un projet exclusivement gestionnaire, d'apparence étatique, plaçant les hôpitaux et leurs directeurs sous le contrôle absolu du futur directeur de l'Agence régionale de santé, nommé en Conseil des ministres. Mais si les moyens sont étatiques, l'orientation est libérale. Il s'agit de remettre en cause le statut de la fonction publique. On l'a dit, médecins comme directeurs pourront être embauchés sous contrat avec des rémunérations hors fonction publique. Rose-Marie Van Lerberghe a inauguré à l'AP-HP ce nouveau statut, dont le titre de son livre : *Oui, la réforme est possible,* affirme le bien-fondé. Elle rend grâce à Jean-Pierre Raffarin de s'être occupé des questions matérielles qui n'effleuraient pas les « autres », qui lui proposaient « rien de moins que de quitter un emploi stable bien rémunéré pour un CDD renouvelable tous les mercredis ». Elle accepta de prendre la direction de l'AP-HP à trois conditions, dit-elle : « Recevoir une lettre de mission, commencer par faire un diagnostic de la situation et voir le ministre tous les mois pour éviter les autres interventions de son cabinet. » Elle oublie de mentionner les conditions matérielles que rappelle *Le Canard enchaîné* du 28 mai 2003 : « La nouvelle directrice générale de l'Assistance publique, Rose-Marie Van Lerberghe, bénéficie d'un salaire à faire pâlir de jalousie ses prédécesseurs, soit le double du traitement pour ce type de poste dans la fonction publique. Une somme qualifiée de tout à fait hors norme par un haut fonctionnaire de Bercy. » Venue du groupe Altedia, spécialiste dans la communication sociale, et nommée en décembre dernier par le Conseil des ministres, Rose-Marie Van Lerberghe avait exigé de toucher « à peu près la même somme que dans le privé ». Finalement au bout de quatre ans, elle tira sa révérence en estimant qu'elle avait accompli sa mission de « retour à l'équilibre ». Alors qu'un an plus tard, on annonçait un déficit de 37 millions d'euros, et on prévoyait pour 2009 un plan de redressement de 100 millions d'euros.

Ce salaire confortable, assorti d'un appartement de fonction quai de la Tournelle, n'a pas empêché l'ancienne directrice de l'AP-HP de critiquer l'égoïsme des agents du personnel et leur manque de sens du service public. Ainsi, dans son livre, elle s'étonne que les infirmières issues de la promotion professionnelle n'acceptaient pas d'être affectées dans des hôpitaux souffrant de pénurie de personnels, tels que les hôpitaux gériatriques : « On nous opposait le projet personnel de chacun et la rupture d'égalité avec les autres diplômés. J'ai essayé d'en appeler au sens du service public des uns et des autres en faisant valoir qu'on ne peut pas construire le service public uniquement à partir des aspirations individuelles, même si l'efficacité demande d'en tenir compte autant que possible. » Elle n'avait pourtant pas tenu le même raisonnement pour sa propre personne… Il est pourtant une règle élémentaire : si les dirigeants veulent en appeler au sens du dévouement à la cause commune, ils doivent eux-mêmes donner l'exemple.

Les tâches de gestion assurées par les médecins seront rémunérées en plus de leurs autres tâches, à commencer par celle du médecin président de la communauté médicale promu vice-président du directoire. Les chefs de pôle auront aussi droit à une rémunération supplémentaire. Ainsi, on compte acheter leur intégration à l'équipe gestionnaire en les coupant de leurs collègues praticiens, d'autant plus qu'ils n'auront pratiquement plus d'activité médicale. Et tout cela bien sûr au nom de l'amélioration de la qualité des soins et de l'égalité d'accès aux soins.

Enfin, l'hôpital public est appelé à devenir une entreprise à but lucratif, comme l'est par exemple la Générale de santé. Il ne visera pas à verser des dividendes à ses actionnaires, mais cherchera à faire des bénéfices pour pouvoir mettre en œuvre une « politique d'intéressement » destinée au personnel médical et paramédical, comme le souhaite avec insistance le Président. Ainsi, on se propose d'installer sans scrupule un conflit éthique, le personnel de l'hôpital et en particulier les médecins ayant intérêt à multiplier les activités éventuellement non justifiées pour accroître leurs revenus. Il est par exemple très facile de multiplier sans réelle justification les bilans et examens de dépistage, comme celui de l'ischémie myocardique, à l'aide de scintigraphies myocardiques, chez les diabétiques. Devant tout résultat douteux, il est possible de faire une coronarographie et, devant la moindre sténose coronaire, de décider d'une angioplastie et de la pose d'un stent, sans qu'un bénéfice indiscutable soit démontré pour le patient. On aura en réalité transformé, par le geste technique, le patient en un coronarien à très haut risque !

L'Ordre des médecins se devrait d'émettre une mise en garde sur ce conflit d'intérêts. Car il s'agit bien d'un projet de loi consacrant le concept « hôpital entreprise » dans ses deux dimensions : gestionnaire et commerciale.

Le rapport Vallancien

Ira-t-on plus loin ? La réponse est oui, car depuis le début du prurit réformateur, chaque réforme est conçue pour « aller dans le mur » et entraîner une nouvelle réforme accentuant la dynamique de privatisation, comme cela s'est fait pour d'autres services publics tels que la SNCF ou les PTT. Où va l'hôpital ? La question a été posée par la ministre Roselyne Bachelot au professeur Guy Vallancien, urologue à l'Institut mutualiste Montsouris. Lors d'une rencontre, la ministre nous a déclaré que le professeur Vallancien n'était pas l'« oracle du ministère », ajoutant qu'« il y a des gens qui m'appellent Roselyne quand ils sont en ville, mais quand ils sont devant moi, ils m'appellent madame la ministre ». Quelle n'a pas été notre surprise de découvrir la lettre de mission datée du 5 juin 2008 qu'elle avait adressée au professeur en qualité de « Cher Guy ». Guy Vallancien a donc remis à Roselyne un rapport un mois plus tard, le 10 juillet 2008, tout à fait détonnant.

Celui-ci assume ouvertement que l'hôpital est une entreprise comme les autres et se réfère pour son organisation au code du commerce. En dehors de quelques affirmations aberrantes telles que « tout hôpital doit se spécialiser, y compris les établissements de proximité » démontrant l'incapacité à concevoir une articulation entre la spécialisation et la prise en charge globale des patients, le rapport vise tout simplement à transformer l'hôpital en clinique privée à but lucratif, se débarrassant de ses précaires, de ses sujets âgés, de ses patients chroniques, pour se concentrer sur la haute technicité. « Assurer à 2 heures du matin une greffe de cœur dans un bloc opératoire ultra-sophistiqué au deuxième étage tout en accueillant au rez-de-chaussée le clochard qui vient chaque semaine frapper à la porte des urgences pour se remonter le moral n'est plus acceptable. On ne gère pas en même temps dans le même espace ni de la même manière un terminal d'aéroport comme Roissy 2 F et un Resto du cœur. » À vrai dire, les clochards ne viennent pas vraiment se remonter le moral à l'hôpital ; quand ils y viennent, c'est souvent pour des blessures, des traumatismes, des infections, des plaies des pieds. Nombre d'entre eux sont atteints d'alcoolisme ou présentent des pathologies psychiatriques. Ils aiment tellement l'hôpital que certains viennent y mourir. Les Restos du cœur ne semblent pas tout à fait adaptés aux soins qu'ils nécessitent, mais pour Guy Vallancien, il n'est de médecine que de technologie. Alors que ce qui fait la crise du système de santé, c'est son incapacité à concevoir et à organiser la prise en charge de la maladie chronique dans l'ensemble de ses dimensions biomédicales, mais aussi psychosociales.

Pour recentrer l'hôpital sur son cœur de métier, il n'hésite pas à proposer de vendre les murs hospitaliers afin de constituer le Réseau hospitalier de France (RHF) à l'image du Réseau ferré de France

(RFF). Il suffirait ensuite aux gestionnaires de l'hôpital de louer les locaux. Les incidents à répétition dus à l'entretien défectueux des caténaires de Réseau ferré de France laisse présager des conséquences de cette excellente idée pour les hôpitaux et les malades. De même, pour lui, le statut de fonctionnaire est obsolète ; il favorise la paresse et est contraire à une saine gestion, qui doit permettre des licenciements. « Le statut de fonctionnaire à vie des personnels administratifs, médicaux et autres, parfois intouchables, obère la dynamique de production. Gouverner sans pouvoir embaucher ou débaucher en fonction des besoins dans les établissements de soins revient à administrer sans risque une structure qui nécessite toujours d'être sauvée par les deniers publics dans une politique de rebasage injuste pour ceux qui font les efforts d'évoluer et émolliente pour ceux qui vivent de l'aumône étatique. » L'État, comme chacun sait, ne subventionne ni les banques, ni les industriels ! Le chirurgien propose de transformer le statut des établissements publics en établissements privés à but non lucratif qui, selon lui, représente la forme juridique de la très grande majorité des établissements de soins dans le monde. « La France est un exemple unique et dispendieux dans son partage entre secteur public et secteur privé hospitalier. Les établissements qui le souhaitent pourraient choisir de changer de statut tout en conservant leur personnel et leur mission d'ordre public. » La vérité est que la France est le pays d'Europe qui a la plus forte hospitalisation privée à but lucratif, puisque 33 % des hospitalisations ont lieu dans le secteur privé commercial, contre 0 % en Belgique, aux Pays-Bas, au Royaume-Uni, 3 % en Suède et 25 % en Allemagne. Il est légitime de poser la question : quelle est la justification de financer des actionnaires par les cotisations de la Sécurité sociale, c'est-à-dire par la solidarité nationale ?

Et puisqu'il faut surtout ne pas être dogmatique, le professeur Vallancien propose que les financeurs de l'hôpital, à commencer par les citoyens, soient considérés comme les « actionnaires de l'hôpital ». Évidemment, leurs dividendes se limiteront à la qualité des soins qu'ils recevront en temps utile. Quant aux excellents gestionnaires hospitaliers, leurs rémunérations ne devraient pas se limiter aux salaires de la fonction publique. Un comité de rémunération serait chargé de définir le niveau des rémunérations des membres du directoire. « Bien sûr, un comité d'éthique vérifiera l'absence de dérives mercantilistes. [...] Toutefois, compte tenu de l'importance de leur rôle d'arbitres, les membres du conseil de surveillance recevront des indemnités de présence. » Mais le « petit personnel » ne sera pas oublié, puisque, « en fonction des résultats financiers obtenus, le directoire redistribuera une part des bénéfices aux personnels ».

Quant aux CHU, ils doivent être démembrés. La fonction universitaire concernera certains médecins et certains services, mais pas l'ensemble de l'hôpital, et on pourra faire participer des cliniques privées à des activités de recherche et de formation, ce qui permettra aux dites cliniques d'ailleurs de choisir parmi ces activités, celles qui lui paraîtront profitables. « Renouvelables après évaluation, les enseignants transmettront leur savoir dans leurs services hospitaliers, voire en clinique privée, et à la faculté de médecine dans des sessions de formations professionnalisantes de haut niveau. [...] Quant à l'industrie, elle sera présente sur les campus universitaires pour apporter son savoir-faire. »

Restait à l'urologue la tâche de définir les qualités d'un directeur ou d'un chef de pôle. Selon lui, les qualités requises sont « l'autorité, la vision stratégique, la capacité à fédérer les hommes et à déléguer, le courage, la justice. La compétence technique n'est, par contre, pas indispensable ». Il propose donc à la ministre d'éviter absolument « l'égotique pervers, la grande gueule solitaire, le charmeur brillant, l'indécis congénital, le consensuel timoré, le médiocre effacé » et, pour cela, « le Conseil national de gestion fera appel à des organismes de chasseurs de tête qui élimineront les candidats indésirables et repéreront les leaders potentiels ».

Certains ont cru voir dans ce rapport une sorte de délire personnel ou une application de la technique du ballon d'essai servant de repoussoir pour faire apparaître, en comparaison, le projet de loi HPST comme modéré. À mon sens, il n'en est rien. L'invitation du président Nicolas Sarkozy au professeur Guy Vallancien pour assister à son discours cadre du 19 septembre va au-delà de l'affinité personnelle. Le rapport du chirurgien est seulement un tout petit peu en avance et montre la voie. Nous y allons.

Remarquons que Guy Vallancien est un pragmatique capable de changer d'avis assez rapidement. Avant l'élection présidentielle, à la question : « Que pensez-vous de la proposition de Nicolas Sarkozy d'une franchise de 100 euros par an à la charge du patient ? » ; il répondait : « C'est grotesque, ce n'est pas une franchise qu'il faut, mais un plan d'investissement santé. Il faut que chaque Français puisse mettre une somme qui correspond à ce qu'il veut, 10 euros comme 2 000 euros s'il le souhaite et en a les moyens, et que cette somme soit défiscalisée et qu'elle rapporte. Et là-dessus, on lui prend ses 50 ou 100 premiers euros, ou moins s'il a mis moins. En plus, il se crée un capital santé et le jour où il va être vieux et dépendant, il pourra utiliser cela, si jamais il meurt brutalement il pourra le léguer à ses enfants ou à son épouse. Alors on me répondra que je veux briser le principe de solidarité, mais pas du tout. Au contraire, cela permettra que tout le monde soit solidaire, lors de grosses opérations, mais pour la bobologie il me semble que c'est nécessaire. La franchise ne me paraît pas une bonne solution. Je comprends qu'on veuille responsabiliser, mais il faut passer par l'investissement » (depuis la crise financière, il ne semble plus très prudent de confier le financement de sa santé à la Bourse !). Dès l'élection du président Sarkozy, le chirurgien ne trouvait plus les franchises médicales grotesques, il signait une tribune dans *Le Monde*, avec l'économiste Claude Le Pen, intitulée « Vive la franchise médicale ! » (voir annexes), développant l'argument suivant : « L'expérience quotidienne de la consultation médicale montre bien que les malades sont demandeurs d'examens complémentaires de biologie et de radiologie, comme si la prescription conjurait le sort. L'écoute et les bonnes paroles ne suffisent plus à calmer les angoisses de notre société d'images et de chiffres. Combien de *check-up* inutiles et coûteux, d'échographies, de scanners et autres résonances magnétiques nucléaires sans nécessité sont-ils prescrits par simple habitude ? Docteur, vous ne me prescrivez rien, telle est l'antienne psalmodiée à longueur de consultation. » L'urologue oublie seulement que ce ne sont pas les malades qui prescrivent par habitude, mais les médecins. On comprend mal pourquoi il faut sanctionner les patients pour les prescriptions injustifiées de leur médecin…

Chapitre 5

Maladie aiguë – maladie chronique

L'évolution de la médecine est caractérisée par des progrès spectaculaires en matière de diagnostic et de thérapeutique, qu'il s'agisse de médicaments ou de dispositifs médicaux. Les progrès en matière de diagnostic, en particulier grâce à l'imagerie (échographie, scanner, IRM, scintigraphie, etc.), entraînent une facilité d'exploration sans risque, si bien qu'on assiste à une inflation d'examens inutiles, parfois inutilement répétés. Cette inflation est la conséquence d'une logique prescriptive favorisée par la crainte médico-légale de « passer à côté de quelque chose de grave », stimulée par le paiement à l'acte et justifiée à bon compte par l'angoisse des patients. La logique prescriptive a un coût, mais elle a également un risque, lorsqu'on passe sans réflexion de l'imagerie non invasive à l'imagerie invasive, puis de l'imagerie invasive à l'acte thérapeutique avec ses aléas. Les progrès portent aussi sur les techniques d'anesthésie, de réanimation, de chirurgie et sur la qualité des dispositifs médicaux et des prothèses dont on peut maintenant bénéficier pratiquement à tout âge.

Cependant, l'essentiel des progrès ne permet pas la guérison du patient. Il en va ainsi des greffes d'organes permettant de remplacer l'organe déficient au prix d'un traitement immuno-dépresseur nécessaire pour assurer la tolérance du greffon. Le patient devient un immuno-déprimé. De même, les traitements actuels de l'insuffisance cardiaque, de la polyarthrite rhumatoïde, du diabète, de l'insuffisance rénale, du sida, de l'asthme, de l'insuffisance respiratoire, de la maladie de Parkinson, de la sclérose en plaque, etc., ralentissent l'évolution des maladies ou préviennent leurs complications ou leur rechute, mais ne permettent pas leur guérison. Les traitements du cancer aboutissent certes de plus en plus souvent à la guérison mais, dans nombre de cas, à des traitements prolongés et à une surveillance régulière pendant de nombreuses années. Ces traitements, notamment la radiothérapie, ont parfois des effets secondaires durables, voire définitifs.

À côté des progrès permettant d'obtenir des guérisons, l'évolution de la médecine se caractérise donc par une expansion des maladies chroniques et des handicaps, que l'on peut soigner mais que l'on ne peut pas guérir. Pour ces maladies, par définition, la médecine est en échec. Dès lors, tout petit progrès médical, même très coûteux pour la collectivité, sera souvent vécu comme un grand progrès par les patients. Par exemple, le fait que pour mesurer sa glycémie capillaire (sur une goutte de sang obtenue par une piqûre au bout du doigt), il faille cinq secondes au lieu de trente secondes, est pour les patients un très grand progrès. « Vingt-cinq secondes en moins pour le diabète, c'est très important docteur ! » me confiait un patient diabétique.

Finalement, il y a 8 millions de personnes atteintes de maladies chroniques qui utilisent 60 % des dépenses de la Sécurité sociale, auxquels il faut ajouter les 500 à 1 000 euros par an qui restent à la charge de chacun de ces patients. On peut, de manière schématique, dire qu'il y a deux types de médecine auxquels correspondent deux types de prises en charge : d'une part la médecine des maladies aiguës et des gestes techniques, d'autre part la médecine des maladies chroniques. Hélas, l'exercice de la médecine et l'organisation de notre système de santé ne sont pensés qu'à travers la maladie aiguë. Or, la prise en charge des pathologies aiguës est dominée par la prescription médicamenteuse (par exemple la prescription d'antibiotiques lors d'une pneumonie) et par les gestes d'intervention technique (dilatation d'une artère, mise en place d'une prothèse ou pose d'un *pacemaker*, etc.). Cette activité de soin se fait souvent au détriment de la prévention primaire (prévention des maladies) ou de la prévention secondaire (prévention des complications des maladies). Il est ainsi dérisoire de dilater une coronaire malade sans traiter les facteurs de risques vasculaires, en particulier le tabagisme, l'hypertension artérielle, le cholestérol et le diabète qui sont à l'origine de l'athérome coronarien. Les internistes et les généralistes, qui ne sont pas des spécialistes d'organes, revendiquent légitimement une place particulière dans cette prise en charge dite systémique, mais la « prise en charge globale » du patient ne s'arrête pas là.

Quelle « prise en charge globale » ?

L'expression convenue de « prise en charge globale » est très confuse. On peut entendre par là une prise en charge biomédicale globale, c'est-à-dire s'intéressant à tous les organes concernés par une ou plusieurs pathologies associées. On peut être en effet asthmatique et diabétique, ou avoir une polyarthrite rhumatoïde et un diabète ou, plus banalement, être hypertendu, dyslipidémique, diabétique, ou encore avoir un diabète compliqué d'atteinte de la rétine, des reins et des nerfs. La prise en charge globale du patient s'intéresse à l'ensemble de ces organes et de ces pathologies, mais elle ne doit pas seulement se limiter à leur traitement. Elle doit en effet porter sur la personne dans sa globalité, c'est-à-dire dans sa triple dimension du moi : le moi animal, perturbé par la maladie ou le handicap, le moi rationnel, apte à comprendre les données scientifiques de la médecine grâce à une explication pédagogique, et le moi « identitaire », fait de représentations et d'émotions à l'irréductible singularité. Or, les médecins, de par leur formation de plus en plus scientifique, ont tendance à se préoccuper essentiellement du moi animal et du moi rationnel du patient, sans se préoccuper du « moi identitaire ». Or, ce « moi identitaire » est régulé par la loi d'homéostasie thymique, c'est-à-dire la recherche de l'optimisation du plaisir ou, en tout cas, l'évitement du déplaisir. Il est évidemment raisonnable de proposer à un patient coronarien d'améliorer son équilibre alimentaire, d'arrêter de fumer et de prendre ses comprimés pour le diabète, le cholestérol et l'hypertension artérielle, mais il est rationnel que le malade ne suive pas ces sages conseils si leur observance provoque chez lui une dépression ou même une simple menace de dépression. On ne peut pas aider un patient à changer son comportement si on ne soupèse pas avec lui les avantages et les inconvénients perçus par lui du maintien de son comportement et les avantages et les inconvénients pour lui d'un changement de son comportement. Le médecin, tout en restant garant de la pertinence scientifique du traitement proposé, doit devenir le « *coach* » aidant son patient à définir le meilleur compromis possible. Le médecin s'occupant de maladie chronique doit avoir une triple compétence : biomédicale ou « vétérinaire », pédagogique et psychologique.

Face à une maladie aiguë grave ou lors d'un geste chirurgical, le malade est passif ; c'est le médecin ou le chirurgien qui décide, même si bien sûr il doit en informer le patient. Lors d'une maladie chronique, c'est le malade qui applique quotidiennement les propositions thérapeutiques du médecin, ce qui le conduit bien souvent, à adopter de nouveaux comportements, non seulement en matière de prise de médicaments, mais aussi d'alimentation, d'activité physique et parfois de style de vie. Ce patient doit être à même d'évaluer son traitement et de l'adapter, de prévenir les rechutes ou les complications, de gérer sa maladie dans le cadre de sa vie sociale et professionnelle. Bref, il n'est pas un patient passif, mais un partenaire de soins gérant sa maladie dans la durée avec des équipes soignantes comportant non seulement des médecins, mais aussi des paramédicaux, infirmières, diététiciennes, éducateurs physiques, psychologues, pédicures-podologues, kinésithérapeutes, etc. Paradoxalement, plus les progrès médicaux avancent, plus se développent les maladies chroniques. Du coup, les problèmes d'observance thérapeutique et la relation médecin-malade en ont été bouleversés. Dans la maladie aiguë grave, le patient se défend le plus souvent en régressant ; une relation de type parentale à l'ancienne peut alors être adaptée. Au cours de la maladie chronique, cette relation infantilisante est dans la majorité des cas totalement inadaptée ; une relation de partenariat sur un mode adulte-adulte est nécessaire. Grâce à l'éducation thérapeutique d'une part, et à l'empathie d'autre part, le médecin et le patient peuvent chacun prendre en partie la place de l'autre, tout en gardant la sienne : ni trop près, ni trop loin.

Les deux médecines

On voit donc, schématiquement, qu'il y a deux types de médecine bien différents. La difficulté tient au fait que la plupart des médecins doivent être capables d'exercer les deux. Mais certains d'entre eux deviennent exclusivement des spécialistes de gestes techniques. Ils sont de plus en plus sur-spécialisés et se vivent parfois comme des ingénieurs ou des techniciens supérieurs. Un chirurgien cardiaque qui travaille en Allemagne m'a expliqué qu'il était un spécialiste de la valve mitrale ; il ne fait que cela et en opère environ 400 par an. Les malades lui sont adressés dans son institution uniquement pour cela. Il n'a pas besoin de les voir, ni avant ni même après l'opération, il suffit qu'il ait leur dossier. Je lui faisais remarquer que cela était un peu semblable au métier de pilote d'avion ; les passagers n'ont pas besoin de le voir, l'important est qu'il décolle et atterrisse correctement. Il trouva la comparaison pertinente.

Voilà donc des professionnels de la santé qui exercent leur métier sans voir le visage de leur patient, une pratique qui n'a évidemment rien à voir avec l'éducation thérapeutique des patients atteints de maladie chronique ou avec nos consultations plus ou moins longues, répétées pendant des années, accompagnées d'échanges de courriers ou d'appels téléphoniques. J'ai suivi des adolescentes diabétiques : je les ai vues grandir, entrer dans la vie professionnelle, trouver un compagnon, vivre une grossesse durant laquelle je les voyais tous les quinze jours, après l'accouchement elles m'offraient une photo de leur bébé. Parfois, des années après, elles venaient en consultation accompagnées d'un grand garçon ou d'une grande fille de treize ou quatorze ans : « Tu vois c'est le docteur… » Rien avoir avec le métier du chirurgien cardiaque spécialiste de la valve mitrale… Cependant, en lisant le livre de Laurent Sedel[1], j'ai eu le plaisir d'avoir la confirmation que, même un chirurgien orthopédiste moderne surspécialisé, ayant la rigueur d'un ingénieur, restait un artisan : « Le métier qui se rapproche le plus de la chirurgie est sans doute celui de la cuisine. Pour être cuisinier, comme pour être chirurgien, on doit appliquer des recettes, que l'on apprend. Certaines sont simples et à la portée de tous, d'autres demandent des compétences particulières. […] Ce n'est pas un hasard si les termes d'art culinaire, d'art médical sont employés pour traduire tout le côté non transmissible de certains aspects de ces professions […]. Mais quelle difficulté de faire passer cette dimension auprès des non-médecins ! Comment leur faire comprendre que notre meilleur outil est le “pif” ? Certains de nos politiques ou des apparatchiks des caisses d'assurance maladie rêveraient de remplacer le médecin par un ordinateur ou le chirurgien par un robot. Ils verraient bien là la réponse à tous les problèmes de santé. De leurs bureaux, grande tour de contrôle, ils pianoteraient sur leur ordinateur grâce

1. Laurent Sedel, *Chirurgien au bord de la crise de nerfs*, Paris, Albin Michel, 2008.

à des logiciels conviviaux répondant à la demande de patients virtuels. »

Une vraie réforme du système de santé devrait partir de ce clivage fondamental entre maladie aiguë-gestes techniques et maladie chronique. Ce clivage est bien plus pertinent que ceux, corporatistes, opposant médecins généralistes et médecins spécialistes. Les spécialistes ont tendance à reprocher aux généralistes l'insuffisance de leurs compétences, alors que la compétence implique justement la connaissance de ses propres limites. À l'inverse, les médecins généralistes ont tendance à considérer que tous les spécialistes sont des spécialistes d'organes, alors qu'eux seraient les spécialistes de la personne prise dans sa globalité. Le diabétologue, le nutritionniste, le gériatre, l'infectiologue et même le rhumatologue ne sont pas des spécialistes d'organe. En fait, tout spécialiste prenant en charge une maladie chronique ne doit pas être qu'un spécialiste d'organe. Ainsi, le professeur Christian Préfaut explique, dans un article remarquable de l'*Encyclopédie médico-chirurgicale*, que l'insuffisance respiratoire n'est pas seulement une maladie du poumon, c'est en réalité trois maladies : une maladie de la fonction respiratoire, une maladie musculaire due au déconditionnement à l'effort, et souvent une maladie psychologique de type dépressive.

De même, les médecins généralistes reprochent aux spécialistes de prescrire trop souvent les médicaments et les examens les plus pointus. Ils trouvent leurs confrères trop liés aux industriels, mais les spécialistes reprochent en retour aux généralistes de prescrire d'autant plus large qu'ils connaissent moins profond, et les soupçonnent, faute d'expertise suffisante, d'être plus vulnérables aux pressions marketing de l'industrie. Le conflit entre généralistes et spécialistes atteint parfois des formes paroxystiques, à l'image de la haine éprouvée par le médecin généraliste écrivain, Martin Winckler (*Le Monde* du 14 février 2009), contre la « caste hospitalo-universitaire », accusée « d'autarcie intellectuelle et d'obscurantisme ». Selon lui, cette caste est composée « de professeurs de faculté, dont l'enseignement obsolète ou inadapté à la réalité varie selon leurs lubies ». La révolte juvénile contre les « mandarins », à force d'être ressassée, s'est transformée en aigreur. L'excès de haine traduit souvent un amour déçu. Est-ce la maladie de Winckler ? « J'assurais, confie-t-il, de modestes mais passionnants enseignements à la faculté de médecine Paris-V. Une dénonciation de l'archaïsme hospitalo-universitaire parue dans la revue *La Vie universitaire* m'a valu, à la demande du doyen, d'être remercié par le département de médecine générale, de peur que je n'infecte l'esprit des étudiants sans doute. » Rappelons que le département de médecine générale est composé de médecins généralistes enseignants, confrères du médecin écrivain.

L'ensemble de ces critiques des uns par les autres a une certaine pertinence, mais ne permet pas d'aborder les vrais problèmes. Le drame est que le système de santé est organisé pour la maladie aiguë et les gestes techniques, et non pour les maladies chroniques. Le paiement à l'acte est adapté aux gestes techniques non répétitifs, et est inadapté à la maladie chronique qui correspond plus à un financement par un forfait. Par exemple, dans les hôpitaux, il existe des hospitalisations de jour codifiées, qui comportent des bilans biologiques et des examens complémentaires spécialisés, et impliquent l'intervention de médecins et de paramédicaux. Cette activité rend mal compte de la prise en charge des patients ayant une maladie chronique, à l'instar de la grossesse diabétique où il faut voir la malade tous les quinze jours, faire au moins trois examens du fond d'œil pendant la grossesse, si nécessaire procéder à un holter glycémique (enregistrement en continu de la glycémie toutes les cinq minutes sur trois jours) ; tout cela bien sûr en ambulatoire. L'hôpital de jour ne s'adapte pas non plus à l'activité médicale et paramédicale requise pour apprendre à un patient à faire lui-même ses injections d'insuline, à adapter ses doses, à prévenir et à traiter l'hypoglycémie, alors que tout cela peut se faire en ambulatoire. Les réformes du système de soins sont exclusivement fondées sur les gestes techniques et la prise en charge chirurgicale des maladies aiguës bénignes ou de gravité moyenne, qui correspondent à l'activité essentielle des cliniques privées, alors que 85 % des hospitalisations pour des pathologies médicales sont réalisés par les hôpitaux publics. Le financement à l'activité T2A est une caricature de cette incompréhension. Il fonctionne à peu près pour les gestes techniques simples et les procédures standardisées, mais s'ajuste très mal à la maladie chronique, et n'a pas pu être adapté à ce jour à la psychiatrie. C'est même une sinistre caricature pour le financement des soins palliatifs.

Le livre de Claude Le Pen, économiste de santé et professeur à Dauphine très écouté dans les cercles du pouvoir, est une illustration de cette incompréhension. Le titre en lui-même est tout un programme : *Les Habits neufs d'Hippocrate. Du médecin artisan au médecin ingénieur*[1]. En matière

1. Paris, Calmann-Lévy, 1999.

d'exercice de la médecine, chacun se croit compétent. Voici ce qu'écrit le professeur d'économie : « Le médecin ne soigne pas quelqu'un pour lequel il a de la compassion. Pour soigner quelqu'un, il faut une certaine distance. Si je ressens de l'empathie pour certains individus, je n'ai plus la distance nécessaire pour pouvoir mener à bien mon expertise. » Et très logiquement, il conclut : « Cette médecine de l'ingénieur va s'épanouir dans le cadre industriel que lui désignent les réformes des systèmes de Sécurité sociale un peu partout dans le monde. » Le médecin-ingénieur devient aussi un prestataire-commerçant. « Comme d'autres vendent des voitures ou des biens, le médecin est devenu celui qui vend des actes médicaux, ce qui, au regard de son ancien statut, est proprement révolutionnaire. [...] On passe ainsi d'une économie quasi féodale, où ce qu'on appelait le "colloque singulier" avait bien sûr un contexte juridique et financier mais aussi humain, thérapeutique, psychologique, social, à un système de relation marchande avec des clients, un fournisseur, l'évaluation et le paiement d'un service, des contrats et des conventions. » Ingénieur, commerçant, mais aussi philosophe matérialiste. « C'est une des propriétés de la régulation marchande de ne poser, à propos de la nature humaine, aucun autre postulat que la recherche de son propre intérêt, lequel n'est pas comme on l'imagine souvent, un intérêt forcément égoïste. » Cependant, tous ces décideurs et économistes de santé, quand l'un des leurs est sérieusement malade, recherchent un médecin artisan de talent, si possible empathique…

Chapitre 6

L'évolution du rapport au pouvoir des différentes disciplines médicales

Pendant des siècles, les médecins, ou plutôt les guérisseurs, exerçaient une pratique centrée sur le sujet. La parole, l'interprétation, la spiritualité, les sortilèges et les envoûtements jouaient un rôle essentiel, tandis que les traitements se limitaient à des rites purificatoires (saignées, lavements, vomitifs, jeûnes, « cure de diurèse », « cure de silence », etc.). Pour devenir scientifique, la médecine a dû objectiver les patients, c'est-à-dire fonder ses connaissances sur des observations reproductibles d'un observateur à l'autre et d'un patient à l'autre. La première discipline médicale scientifique fut donc l'anatomie explorant le corps humain grâce à l'autopsie. De là naquit le modèle anatomo-clinique où, grâce à l'observation clinique détaillée recueillie du vivant des patients, on put établir des corrélations avec les lésions retrouvées à l'autopsie. C'est ainsi que Charcot décrivit les principales maladies neurologiques dont étaient atteints les malades vivant à l'hospice de la Salpêtrière. Ce fut le triomphe de l'école française. Ce modèle était encore très présent lorsque j'étais externe au début des années 1960. Nous passions au moins une matinée par semaine en salle d'autopsie. Une fois l'autopsie réalisée, l'agrégé venait en fin de matinée observer notre travail et commenter les résultats. Dans tous les services, il y avait des séances de confrontation anatomo-clinique. En 1967, dans le service du professeur Raymond Garcin à la Salpêtrière, nous partions en salle d'autopsie avec une pièce de 5 francs à donner au garçon. En échange, nous ramenions le cerveau dans une boîte remplie de formol, tandis que la boîte crânienne évidée du patient était rembourrée par du papier journal, la peau soigneusement recousue pour ne pas laisser de traces apparentes (un patient qui avait lu *Le Figaro* toute sa vie pouvait ainsi partir pour son dernier voyage avec *L'Humanité* à la place du cerveau !). Les cerveaux étaient ainsi gardés pendant quelques mois dans le formol, et régulièrement l'ensemble du service se réunissait autour du patron. On découpait le cerveau en tranches fines et on confrontait le diagnostic clinique fait du vivant du malade et les lésions anatomiques que l'on découvrait. Dans le service du professeur Garcin, les erreurs étaient rares.

J'étais l'externe du professeur Jean Lapresle. À l'époque, il y avait peu de traitements. L'objectif des neurologues était surtout de faire un diagnostic et d'accroître les connaissances sur les maladies neurologiques. Le professeur Lapresle avait quelques formules terribles qu'il prononçait lors de la visite au lit du malade qui, par chance, n'en comprenait pas le sens. Il disait par exemple : « Quand nous aurons l'examen très complet, vous voyez ce que je veux dire… » (ce qui voulait dire « quand nous aurons l'autopsie »), ou encore : « Quand Morgani nous donnera son avis… » (ce qui avait la même signification, Morgani étant un célèbre anatomiste italien). Le professeur Lapresle aimait raconter l'histoire d'un patient qu'il avait récupéré dans sa salle, après qu'il eut été exploré en vain dans un autre service, et il concluait en persiflant : « J'ai tout juste eu le temps de sauver le diagnostic ! » Ce cynisme ostentatoire était en fait une défense face à la fréquentation quotidienne de la mort et à l'impuissance de la thérapeutique. Quoi qu'il en soit, la discipline reine à l'époque était l'anatomie. C'est elle qui tenait la première place dans les études et au concours de l'internat. Tout le monde savait que pour connaître son anatomie, il fallait l'apprendre sept fois. Les grands chirurgiens étaient souvent de grands anatomistes tels que le professeur Christian Cabrol, et les disciplines qui dominaient la médecine étaient la chirurgie, la neurologie, spécialités où l'expérience conditionnait la compétence. Le patron était naturellement plus fort que ses assistants, le mandarinat apparaissait donc comme légitime.

Le modèle bio-médical et technologique

Cette domination de l'école médicale française lors du développement du modèle anatomo-clinique explique en grande partie le retard que la France a pris pour adopter le nouveau modèle scientifique biologique. Ce modèle fut promu dans l'Hexagone par de jeunes médecins néphrologues ou hématologues, dont certains avaient fait le voyage des États-Unis. C'est eux (Marcel Legrain, Jean Dausset, etc.) qui furent le fer de lance de la réforme de 1958, qui créa les CHU, grâce à l'autorité du professeur Robert Debré, célèbre pédiatre qui avait une culture de santé publique et connu le fonctionnement à plein temps des hôpitaux en Alsace. Le rapprochement du H hospitalier et du U universitaire permit de faire rentrer la biologie et la recherche dans les hôpitaux. De même, ce furent les jeunes chefs de clinique (le clinicat dure aujourd'hui de deux à quatre ans alors qu'il durait autrefois de quatre à sept ans, il commence juste après les quatre ou cinq ans d'internat) qui furent actifs dans le mouvement de mai 1968 contre les abus de pouvoir des mandarins, « plus soucieux de la carrière de leurs fils que de celle de leurs élèves », comme le dénonçait leur manifeste. Un chef de clinique de physiologie avait dessiné en 1968 un immense *poster* à la faculté de médecine, rue des Saints-Pères, représentant un groupe d'étudiants trônant sur une estrade sous la banderole « Pouvoir étudiant » et, en contrebas, des mandarins en blouses et tabliers, calottes sur la tête, s'inclinant respectueusement. La légende était la suivante : « Lorsqu'ils courbent l'échine, méfiez-vous, c'est une vieille habitude ! »

L'ère de la santé publique

Le modèle bio-technologique a donc été, pendant trente ans, le modèle dominant en France, jusqu'au développement de l'épidémie de sida qui marqua à la fois le triomphe du modèle et son insuffisance. Jamais, dans l'histoire de l'humanité, on avait aussi rapidement reconnu une nouvelle maladie, identifié le virus responsable et mis au point des traitements efficaces. En même temps, cette épidémie posa comme jamais auparavant les questions de la prévention, de changements de comportement, de la responsabilité individuelle et collective, de l'annonce du diagnostic d'une maladie grave, de la participation des patients aux décisions thérapeutiques et à la recherche, de la mise en place de procédures de sécurité, du rôle des gestionnaires et des politiques non seulement à l'échelle des pays développés, mais aussi à l'échelle de la planète…

La troisième ère scientifique que nous vivons est donc celle de la santé publique. Cependant, chaque nouveau modèle scientifique ne remplace pas les précédents, mais vient s'y ajouter. Le modèle anatomo-clinique se prolonge par le développement spectaculaire de l'imagerie, et le modèle biologique se poursuit par les progrès de la génétique. Le modèle de santé publique aujourd'hui se préoccupe non pas de l'individu, mais aussi et surtout des populations. Il s'intéresse particulièrement :

– aux rapports entre l'environnement et les maladies (pollution, nutrition, addictions, émergence de nouvelles maladies infectieuses, etc.) ;

– à la prévention des maladies ;

– à l'éducation pour la santé des bien-portants ainsi qu'à l'éducation thérapeutique des patients ;

– à l'organisation rationnelle de la prise en charge des maladies chroniques en définissant différents niveaux ;

– aux conditions d'accès aux soins des différentes couches de la population ;

– à l'amélioration de la qualité des soins en définissant des indices de qualité ;

– à l'élaboration de recommandations à partir de grandes études thérapeutiques comparant des médicaments ou des stratégies thérapeutiques selon des méthodologies rigoureuses ;

– à l'analyse des coûts de santé et à l'évaluation des rapports bénéfice/risque – bénéfice/coût.

Or, cette discipline majeure, la santé publique, est faible dans notre pays et trop imbriquée avec le monde politique, comme on l'a vu à différentes reprises : affaire du sang contaminé, épisode de la canicule, plans gouvernementaux de lutte contre le cancer ou contre la maladie d'Alzheimer, etc. Il faut dire que c'est une discipline complexe, qui comporte des médecins et des non-médecins, et qui devrait pénétrer chacune des spécialités médicales et non se constituer comme une spécialité totalement séparée. Si, pendant très longtemps, les services d'urgence ont été sacrifiés en terme d'encadrement médical, aujourd'hui, des moyens humains et techniques ont été alloués à leur bon développement. En revanche, la santé publique reste faiblement dotée, incapable d'assumer l'ensemble des missions qui normalement lui reviennent, en particulier l'évaluation médico-économique. De plus, ses membres sont très souvent absorbés par la bureaucratie politico-administrative qui gère les ministères et les différentes agences de santé au détriment d'une réelle activité hospitalière de terrain, contribuant ainsi au discrédit de la spécialité auprès des cliniciens. Nombre d'entre eux jugent les médecins de santé publique un peu comme les soldats du front jugeaient les planqués de l'arrière et les « armons-nous et partez » de l'état-major ! « Ils ne soignent pas les malades et souvent ne savent pas les soigner, mais ils sont excellents pour nous dire comment le faire ! » entend-on souvent dire…

La réforme de 1958 avait été promue par les médecins défendant la biologie et la recherche. La réforme dont nous avons besoin aujourd'hui aurait dû émaner des médecins de santé publique, à partir d'une réflexion globale telle que la développait le professeur Joël Ménard, hypertensiologue, ancien directeur général de la Santé. Hélas, cela n'a pas été le cas en raison de la faiblesse de la discipline. Cependant, comme la nature a horreur du vide, la place que la santé publique n'a pas occupée a été prise d'une part par l'administration, d'autre part par les représentants de disciplines transversales de haute technicité comme la radiologie et l'anesthésie-réanimation. Fonctionnant selon des règles procédurales et regroupant en général de nombreux praticiens, ces disciplines fournissent, avec quelques chirurgiens, la grande majorité des présidents des commissions médicales d'établissements ou des doyens. Ces spécialistes ont en effet à gérer à la fois des matériels techniques coûteux et des personnels médicaux et paramédicaux nombreux. Ils ne suivent pas les patients dans la durée, et n'assurent pas ou peu de consultations. Leur pratique les rapproche donc plus facilement d'une objectivation du patient et, ce faisant, les rend plus réceptifs au modèle « hôpital entreprise ». Il est parfois instructif de passer de l'autre côté de la barrière et, bien que médecin, de devenir patient. Dès que vous êtes allongé, vous êtes transformé en objet. Le radiologue qui m'a fait une échographie ne me parlait pas mais me montrait par la mimique comment je devais respirer, et pour me signifier de me retourner, réalisa avec l'index tendu, un moulinet.

La médecine scientifique qui objective le patient ne peut pas être le modèle médical dominant. En tout cas, si elle est plus ou moins adaptée à la maladie aiguë et aux gestes techniques, elle est complètement inadaptée à la maladie chroniquc. Au fond, notre système de santé est très performant pour la maladie aiguë grave et très dysfonctionnel pour la maladie chronique. Il est très fort pour réaliser les greffes d'organes, mais il est peu efficace dès que le patient devient un greffé immuno-déprimé devant apprendre à vivre avec son greffon et à gérer son traitement à vie. Près de 25 % des rejets de greffe sont dus à une inobservance du traitement par le patient. Pour diminuer cette inobservance, il faut d'abord modifier les rapports médecins-patients en remplaçant la relation infantilisante ou objectivante par une relation de partenariat. N'en déplaise à l'économiste Claude Le Pen, ce n'est pas de « médecin ingénieur » dont on a besoin, mais de « médecin super-artisan ».

Chapitre 7

Le coût de la santé et le trou de la Sécu

Dans les débats publics, le coût de la santé et le trou de la Sécu ont tendance à être assimilés. Pourtant, le trou de la Sécu est le résultat non seulement des dépenses de santé, mais aussi des recettes de la Sécurité sociale. Or, ces recettes, qui proviennent des cotisations salariales et patronales, se trouvent automatiquement amputées en périodes de chômage. De même que les entreprises à fort taux de personnel sont pénalisées par rapport aux entreprises à haute valeur ajoutée, lesquelles peuvent avoir un chiffre d'affaires bien supérieur aux premières, mais employer peu de personnel, et donc payer moins de cotisations. De plus, en raison de la crise, l'État exonère des charges sociales de nombreuses entreprises. Comme le déclarait récemment le nouveau président du Sénat, Gérard Larcher : « L'État ne peut plus continuer à verser chaque année 24 milliards d'euros d'exonération de charges sociales aux entreprises, qu'elles vivent dans l'univers risqué de la mondialisation ou dans le confort du marché intérieur[1]. » Au contraire, l'État doit compenser le manque à gagner de la Sécu, ce qu'il ne fait pas ou seulement partiellement, comme l'a rappelé la Cour des comptes. Le président de la Cour des comptes, Philippe Séguin, a également souligné l'importance des revenus salariaux qui échappent aux cotisations sociales, dont la participation normale au financement de la Sécu devrait rapporter 3 milliards d'euros[2].

Revenons aux origines de la Sécurité sociale. Il y a en effet deux modèles historiques : le modèle dit « bismarckien » selon lequel, pour éviter les révoltes sociales, les gouvernants, à l'instar du chancelier allemand, ont généralisé la forme de solidarité des caisses d'entraide ouvrières corporatistes en créant des caisses de sécurité sociale. À l'opposé, l'Angleterre et les États du nord de l'Europe ont adopté un modèle dit « beveridgien » selon lequel la couverture sociale et maladie est assurée par l'État. La France, pour des raisons historiques, a adopté le

1. *Le Figaro*, 10 avril 2008.
2. *Le Monde*, 12 septembre 2007.

modèle des caisses gérées par les partenaires sociaux. Mais, depuis longtemps, il n'y a plus d'élections des représentants aux caisses de la Sécurité sociale. L'impôt participe au financement de la couverture maladie par le biais de la CSG, si bien que se pose aujourd'hui la question d'une nationalisation de la Sécurité sociale, d'autant que son autonomie est devenue plus un leurre qu'une réalité : elle ne négocie pas directement avec l'industrie pharmaceutique, ne fixe ni les prix des médicaments, ni les tarifs des hôpitaux. Le directeur de la Sécurité sociale (y compris par le biais des Agences régionales de santé) se contente d'appliquer les directives gouvernementales. Cependant, compte tenu de l'orientation libérale des gouvernements, le risque est grand qu'une étatisation de la Sécurité sociale ne soit en réalité qu'un prélude à la fin de son monopole et au début de sa mise en concurrence et/ou complémentarité avec les assureurs privés.

Le marketing industriel

Quoi qu'il en soit, le trou de la Sécu n'est le résultat que d'un déséquilibre entre les dépenses et les recettes, et relève d'une pure décision politique. Il est possible de voir des dépenses de santé augmenter considérablement sans pour autant créer le trou de la Sécu. Pour cela, il suffit que ces dépenses supplémentaires soient financées par des mutuelles ou des assureurs privés, ou directement par les ménages. C'est, de façon extrême, la situation américaine, qui semble inspirer le gouvernement. Cela dit, les dépenses de santé incluent un certain nombre de gaspillages étonnamment tolérés, et d'autant plus injustifiables que le financement en est socialisé. D'après un rapport de l'IGAS, les laboratoires pharmaceutiques consacrent 3 milliards d'euros par an à la publicité auprès du corps médical. Cette publicité est assurée par 23 000 visiteurs médicaux, lesquels ne sont pas là pour informer les médecins mais pour exercer une pression sur les prescriptions. Il n'y a que le docteur Michel Chassang, président de la CSMF (Confédération des syndicats médicaux français), pour faire semblant de croire que la visite médicale promotionnelle n'a pas d'influence réelle sur les prescriptions médicales, alors que toutes les statistiques prouvent le contraire. C'est d'ailleurs pourquoi la Sécurité sociale avait décidé d'organiser elle-même des visites médicales dites « confraternelles », le contact humain étant, selon toutes les études, beaucoup plus puissant que d'autres moyens de communication (envoi de documents, appels téléphoniques, messages Internet, etc.) pour influencer les comportements. La technique de ces visiteurs (euses) médicaux (ales), eux-mêmes rémunérés (es) selon leurs performances, est toujours la même. Ils (elles) ne vous exposent pas les bienfaits de leur médicament, mais ils (elles) vous demandent si vous le connaissez, ce que vous en pensez et si vous le prescrivez. Ils (elles) ont toujours sous la main l'avis très favorable d'un « grand spécialiste » et, inversant la relation, vous mettent en situation de devoir vous justifier : « Comment, vous ne le prescrivez pas ? Mais c'est une perte de chance pour vos malades ! Vous savez que l'étude X ou Y a montré une diminution du risque de… grâce à la prescription de… » Cette technique de marketing s'appuie sur une stratégie de lobbying très puissante.

De nos jours, avant d'être commercialisé, un médicament doit avoir fait ses preuves lors d'études dites contrôlées, lesquelles le comparent à un placebo (produit inactif) ou, plus souvent, à un produit dit de référence. On exige de plus en plus que ces études portent sur des critères cliniquement significatifs (par exemple un accident vasculaire ou le décès) et pas seulement sur des critères dits intermédiaires (par exemple, la baisse de la pression artérielle ou du taux de cholestérol). On attendra d'un hypoglycémiant non seulement qu'il baisse la glycémie, mais qu'il diminue les complications du diabète et même la mortalité due au diabète. Ces études nécessitent plusieurs milliers de malades, doivent être conduites sur plusieurs années et coûtent donc très cher.

L'industrie, dont le but premier est de faire du profit, ne s'engage pas sans quelques garanties. On aurait mauvaise grâce de le lui reprocher, puisque si elle ne fait pas de profit, elle devra mettre la clé sous la porte ou connaître une restructuration, avec au final des licenciements. Ces études connaissent donc souvent de nombreux biais. L'industrie ne choisit pas toujours le médicament de référence le meilleur, mais préfère prendre un comparateur qui la favorise. Par exemple, si vous voulez montrer que votre médicament donne moins d'hypoglycémie qu'un sulfamide, vous avez intérêt à choisir comme comparateur le glibenclamide (Daonil) qui en donne le plus. Si vous voulez montrer que votre médicament est aussi puissant qu'un sulfamide hypoglycémiant, vous avez intérêt à choisir un sulfamide moins puissant en évitant de le prescrire à dose maximale. Vous pouvez même, comme l'a fait Sanofi avec le rimonabant (Acomplia), médicament anorexigène, promouvoir le médicament dans la stratégie thérapeutique du diabète sans l'avoir comparé à aucun autre médicament. L'argument du laboratoire était celui de la « chauve-souris » : nous ne pouvons pas comparer notre produit à un anorexigène, puisque nous sommes un antidiabétique, nous ne pouvons pas comparer notre médicament à un autre anti-diabétique, puisque nous sommes un anorexigène. Voyez mes pattes, voyez mes ailes ! Cet argument a été relayé par des spécialistes de l'obésité et du diabète dans le monde entier, et a été accepté par les autorités de santé. Pourquoi des professeurs de médecine, scientifiques, *a priori* intègres, cautionnent-ils ces habiletés ? Tout simplement parce que le laboratoire non seulement finance leurs prestations, mais surtout aide leurs projets de recherches scientifiques qui ont du mal à trouver des financements, ou même participe au financement d'instituts de santé fort utiles par ailleurs. Il s'agit en quelque sorte d'un rapport « aidant-aidant ».

Il m'a été donné d'assister d'assez près à cette « pression amicale » faite sur les professionnels de santé. Le PDG de Sanofi-Aventis, avant l'expertise du dossier du rimonabant par les autorités françaises, avait invité au siège de la société une quinzaine de professeurs de médecine. Le but de la réunion était de partager la stratégie choisie par le laboratoire pour obtenir un remboursement par la Sécurité sociale. Le PDG commença par faire état du chiffre d'affaires de Sanofi-Aventis. Il nous fit remarquer que les accords avec la Sécurité sociale avaient un volet caché qui permettait, en cas de dépassement des volumes de vente, un rétro-versement occulte à la Sécu. Ainsi, le Plavix, médicament anti-plaquettaire phare de la firme, rapportait à la France, nous disait-il, l'équivalent de deux Airbus chaque année. Cette affirmation permettait à chacun de nous de comprendre que, quel que soit notre avis, la décision serait prise en très haut lieu d'un remboursement par la Sécurité sociale d'un médicament que la FDA américaine avait, elle, refusé de mettre sur le marché et que les autres pays européens ne remboursaient pas. Je me rappelai alors que j'avais entendu un jour le ministre de la Santé, Philippe Douste-Blazy, vanter sur les ondes d'Europe 1 le Plavix, médicament de la firme Sanofi-Aventis, guère plus efficace mais beaucoup plus cher que l'aspirine, sans même prendre la précaution élémentaire de citer le médicament par son nom générique, le clopidogrel.

Le PDG proposa ensuite de répondre aux questions de ses invités. Il s'est bien sûr trouvé quelques interlocuteurs pour tenir des propos de circonstance. Heureusement, quelques autres furent plus directs : « Je suis étonné que vous me demandiez quelles questions j'ai à vous poser, je pensais que vous nous aviez conviés parce que vous aviez, vous, des questions à nous poser. » Un collègue fit remarquer que ce médicament coupait peut-être l'envie de manger, mais qu'il avait l'impression qu'il coupait aussi l'envie de vivre et provoquait des dépressions. Un autre collègue spécialiste de l'obésité fit part de sa surprise d'avoir été invité, puisque ce médicament était présenté comme un médicament du diabète et pas de l'obésité. Le PDG se fit alors un devoir d'expliquer à tout le monde qu'un grand laboratoire comme Sanofi-Aventis ne vendait pas seulement des médicaments, mais accompagnait les politiques de santé : « Lorsque je rencontre le président Lula ou le ministre de la Santé italien, nous discutons de création de centres de santé contre l'obésité, le diabète, ou le cancer » ; bien sûr la commercialisation du rimonabant en France s'accompagnerait d'une aide importante aux campagnes contre le développement de l'obésité, pour l'éducation de la santé et l'éducation thérapeutique…

Finalement, le laboratoire a bien obtenu le remboursement du Rimonabant pour les diabétiques obèses non équilibrés par le traitement de référence de première ligne, la Metformine. Quelques mois plus tard, la sécurité du médicament fut jugée insuffisante par l'Autorité européenne d'évaluation des médicaments (EMEA) en raison d'un risque suicidaire, et le médicament a été retiré du marché. Pourtant, environ 25 % des patients en tiraient un bénéfice très significatif.

Une stratégie marketing plus prudente et plus rigoureuse aurait peut-être permis à ce médicament de trouver l'indication de prescription spécialisée utile, mais stratégie médicale et stratégie commerciale ne coïncident pas forcément. Et c'est aujourd'hui la stratégie commerciale qui dicte sa loi.

Cette stratégie de marketing n'est évidemment pas propre à ce laboratoire. Tout récemment, nous avons été plusieurs diabétologues à être tout à fait étonnés de voir comment la revue médicale la plus prestigieuse, le *New England Journal of Medicine*, a accepté de publier une étude dont le mode rédactionnel fait la part belle au marketing d'un vieux sulfamide hypoglycémiant du laboratoire Servier : le Gliclazide. Cette étude comparait deux stratégies de traitements hypoglycémiants, l'une visant à obtenir un très bon équilibre glycémique en associant plusieurs médicaments hypoglycémiants dont le gliclazide, l'autre visant à obtenir un équilibre glycémique moins bon. L'objectif était de comparer les effets des deux stratégies sur les complications spécifiques du diabète (atteinte des yeux et des reins) et sur les complications cardiovasculaires comme l'infarctus du myocarde, les accidents vasculaires cérébraux et les décès. Dans ce type de protocole, somme toute classique, on dit qu'on compare un

« groupe intensif » à un « groupe standard ». Là, l'habileté marketing a été de dire qu'on comparait un groupe « Gliclazide » à un « groupe standard » sous prétexte que le sulfamide prescrit dans le « groupe intensif » devait être exclusivement le Gliclazide. Le laboratoire n'avait plus qu'à entreprendre une campagne de promotion intensive, en affirmant que le Gliclazide était supérieur aux autres hypoglycémiants, alors que cette étude ne comparait pas un médicament à un autre, mais une stratégie à une autre.

Combien de tirés à part ont été payés au *New England Journal of Médicine* par le laboratoire Servier ? Des professeurs de médecine furent sensibles au discours marketing estampillé « *New England* ».

Il est en revanche difficile d'accepter que les autorités de santé ne résistent pas à de telles pressions et n'interviennent pas pour rappeler au respect des règles éthiques. À vouloir suivre fidèlement les preuves apportées par les études thérapeutiques, on se condamne à suivre les preuves produites par les grandes études financées par l'industrie. Or, on voit mal pourquoi l'industrie financerait des études qui montrent l'absence de supériorité de leur produit. Il a fallu attendre plus de vingt ans pour qu'une étude (ALLHAT) financée par le NIH américain rappelle ce que l'on avait tendance à oublier, à savoir que les diurétiques, les médicaments les moins chers, restent les médicaments anti-hypertenseurs les plus puissants.

De même, il est très surprenant que les nouveaux médicaments obtiennent des autorisations de mise sur le marché sur la simple base d'une non-infériorité (et non d'une supériorité) par rapport aux médicaments de référence. Ainsi, de nouveaux hypoglycémiants oraux sont proposés à la place des anciens, alors qu'ils n'ont pas d'efficacité supérieure, bien qu'ils coûtent beaucoup plus cher. Ces nouveaux médicaments ne bénéficient pas par définition d'un long recul en terme de sécurité. La sagesse voudrait qu'ils ne soient utilisés qu'en dernière ligne, quand les médicaments anciens sont soit contre-indiqués, soit insuffisamment efficaces ou mal tolérés. Il faudrait aussi que la Sécurité sociale nous explique comment le traitement par pompe à insuline, qui était géré par les services de diabétologie des hôpitaux, a été confié à des prestataires de services, succursales d'Air Liquide et de Nestlé, pour un coût pour la Sécurité sociale trois ou quatre fois supérieur à celui qu'il était précédemment. En conséquence, ces prestataires ont embauché des infirmières de diabétologie et même des diabétologues. Ils participent ainsi à la privatisation progressive du système de soins pour le plus grand profit de ces firmes industrielles dont le « cœur de métier » semble assez éloigné de la santé. Les malades ne s'en plaignent pas dans la mesure où le service rendu est quasiment luxueux : livraison mensuelle à domicile, « *coaching* » infantilisant, dépannage instantané, changement régulier de pompe, etc. Ils changeront bien sûr d'avis le jour où, en complément de la Sécurité sociale, il faudra prendre des assurances privées et mettre la main à la poche pour payer leur pompe à insuline comme cela est le cas aux États-Unis. Humant l'air du temps, deux collègues diabétologues ont d'ailleurs fondé leur propre entreprise de prestations privées de pompes. D'une main ils prescrivent la pompe à insuline à leurs patients, de l'autre ils en sont les prestataires, réalisant un conflit d'intérêts déconseillé, mais conforme au « *management* » moderne. Leur justification n'est pas totalement irrecevable : « En nous transformant nous-mêmes en prestataires, nous récupérons des moyens financiers au lieu de les verser à Air Liquide ou à Nestlé, et avec cet argent, nous pouvons payer des infirmières ou des secrétaires et développer la recherche. »

On a tout de même le droit d'être étonnés que ceux-là mêmes qui dénoncent le laxisme des médecins prescripteurs et la pression consumériste des patients, oublient de dénoncer le véritable lobby médico-industriel. Remarquons que l'industrie demande instamment de pouvoir faire une publicité directe auprès des patients. La Commission de Bruxelles, il y a quelques années, avait accepté à titre expérimental une telle publicité pour trois pathologies : le diabète, l'asthme et le cancer. C'est le Parlement européen qui a bloqué cette décision, qui, un jour ou l'autre, refera surface au nom de la libre concurrence, de l'information des patients et du développement d'un secteur industriel dynamique… D'ores et déjà, les patients diabétiques subissent la pression directe des prestataires de pompe et des fabricants de lecteurs de glycémie, qui les démarchent directement à chaque occasion.

Les hôpitaux n'échappent pas non plus à cette pression marketing. Les représentants des laboratoires consacrent en effet des efforts importants sur les médecins hospitaliers, sachant que les prescriptions initiées à l'hôpital sont bien souvent reconduites en ville. Les représentants des laboratoires arpentent donc à longueur de journée les couloirs des services pour solliciter les prescriptions des internes et autres médecins. Ils en viennent à organiser eux-mêmes des réunions médicales au sein de l'hôpital, et la confusion est d'autant plus facile que nombre de médecins travaillant dans l'industrie ont gardé une activité médicale à l'hôpital. L'absence de barrières relationnelles favorise la confusion des genres.

Il arrive régulièrement qu'un représentant de laboratoire demande de venir faire un exposé aux « *staff* » des services (réunion hebdomadaire des médecins)…

La médecine prescriptive et ses conséquences

Parallèlement aux progrès de la médecine, le raisonnement médical s'est considérablement affaibli, si bien que nombre de médecins, en particulier les plus jeunes, prescrivent des examens sans avoir pris le temps de réfléchir à leur utilité. Est-ce que le résultat des examens changera la prise en charge du patient ? Quels sont les bénéfices attendus ? Quels sont les risques pris ? La grande fréquence des examens inutiles embouteille le système, si bien que vous ne pouvez plus obtenir de rendez-vous dans un délai raisonnable pour les examens utiles. L'argument médico-légal (« pour ne pas passer à côté », « au cas où ») est souvent avancé pour justifier la multiplication des examens. Chaque médecin devrait savoir que, lorsqu'on demande de manière systématique vingt examens indépendants les uns des autres à une personne n'ayant aucune pathologie, on a six chances sur dix d'avoir un examen qui sorte de la norme pour la simple raison qu'il s'agit de normes statistiques. Ces examens inutiles très nombreux sont évidemment inutilement coûteux, mais ils peuvent également être dangereux. Deux exemples parmi bien d'autres me reviennent à l'esprit. Un patient fut un jour admis aux urgences de la Pitié-Salpêtrière pour une hypoglycémie sévère provoquée par un sulfamide hypoglycémiant. Cet incident est « banal ». Il nécessitait une perfusion de glucose et une courte hospitalisation. Pourquoi l'interne des urgences demanda un scanner ? Personne ne le sait. Toujours est-il que ce scanner montra une tumeur d'une surrénale, de découverte fortuite : un « fortuitome » en somme. Il s'ensuivit un bilan endocrinien entièrement négatif, mais sur l'IRM, la masse faisait 7 cm et, de crainte d'un cancer, le malade fut opéré. Hélas, il fit un choc durant l'opération, dû à une infection par un germe virulent qui passait par là. Le malade fut réanimé, mais sortit de l'épisode en insuffisance rénale aiguë. Il fallut donc le dialyser. Quelques semaines après, il revint dans le service de diabétologie avec une fonction rénale en voie de récupération, ayant perdu 20 kg. Le diabète s'en trouvait mieux équilibré. On récupéra l'histologie de la masse tumorale : il s'agissait d'un lipome, c'est-à-dire d'une masse de graisse, qui aurait bien sûr dû être diagnostiqué sur l'imagerie scanner ou IRM, mais qui échappa et au radiologue, au chirurgien et à moi-même. Et tout cela à cause d'un examen injustifié…

Deuxième exemple : un patient âgé de 80 ans était régulièrement suivi pour la surveillance d'un cancer de la prostate considéré comme guéri. Je le voyais une fois par an en consultation pour un syndrome métabolique (dû à une petite surcharge pondérale) bien contrôlé par le traitement. Il eut la malchance de consulter un jeune néphrologue trop consciencieux. Bien que sa fonction rénale fut peu anormale pour son âge, il l'hospitalisa quelques jours pour faire un bilan qui déboucha sur quelques conseils de bon sens : ne pas manger trop gras ni trop salé, ne pas consommer trop de viandes ou de fromages… Cela fait cher le conseil diététique ! Mais surtout, ce bilan fut l'occasion de découvrir ce que l'on appelle en médecine un pic monoclonal, en principe bénin, mais devant faire évoquer un myélome (un cancer de la moelle sanguine). Bien que rien n'évoquait ce diagnostic, le patient eut droit à une ponction sternale, mais comme son sternum résistait à la ponction, il fallut s'y reprendre à trois reprises avec force. Le sternum cassa ! Comme le malade prenait de l'aspirine, cette fracture se compliqua d'un bel hématome. Un scanner permit de vérifier qu'il n'y avait pas, par chance, d'hémorragie dans le médiastin… Le patient souffrit pendant plus de deux mois sans d'ailleurs recevoir de nouvelles de sa ponction, qui se révéla rassurante bien que techniquement « difficile à interpréter » !

Hospitalisation inutile, examens inutiles, conséquences graves pour le malade, coût élevé pour la collectivité ! Que dit la T2A de tout cela ? Évidemment, rien. Tous ces actes inutiles, inutilement coûteux pour la société et inutilement dangereux pour les malades, sont financés par la T2A pour l'hôpital ou la clinique qui les réalisent. Il est grand temps, au contraire de la logique productiviste inhérente à la T2A, de remettre en cause cette médecine prescriptive pour redonner le primat à la clinique, c'est-à-dire à l'interrogatoire et à l'examen du patient.

À côté des pathologies organiques, il existe ce que l'on appelle des pathologies fonctionnelles, où l'anomalie tient plus à un trouble de la fonction d'un organe qu'à une réelle pathologie. Il peut aussi s'agir d'une authentique somatisation d'angoisse ou de symptômes physiques d'une dépression. En général, ces patients se plaignent de digestion difficile, de spasmes et de douleurs coliques, de malaises d'allure hypoglycémique, de démangeaisons, de brûlure de la langue, de douleurs, de fatigue, etc. Le diagnostic de ces troubles repose d'abord sur un interrogatoire, cherchant des éléments qui pourraient faire évoquer une maladie. Certains examens simples doivent permettre d'éliminer une pathologie relevant d'un traitement spécifique. Il importe ensuite que le médecin reconnaisse le trouble du patient, le rassure en lui expliquant qu'il a une anomalie connue, mais que cette anomalie n'est pas une maladie, et qu'en conséquence la médecine peut atténuer ses symptômes sans pour autant les guérir. De nombreux médecins ne savent pas prendre en charge ces patients, mais multiplient les examens et les traitements inutiles et inefficaces.

Un de mes patients hypocondriaques se préoccupait peu de son diabète, mais arrivait à chaque consultation avec un nouveau diagnostic qu'il avait lui-même fait grâce à Internet : sclérose en plaque, maladie de Charcot, infarctus du myocarde… Un jour, il arriva avec le diagnostic de : « corticosurrénalome paranéoplasique dû à une tumeur carcinoïde bronchique », qui, selon lui, était à l'origine de sa toux. Après l'avoir examiné et rassuré, je lui ai expliqué qu'il était en fait tyrannisé par son hypocondrie. Il refusait bien sûr une prise en charge psychiatrique. Je lui conseillais de s'en remettre à la compétence du médecin interniste qui le suivait, mais rien n'y faisait. Dès qu'il allait voir un collègue spécialiste, il avait automatiquement droit à un nouveau bilan. Il fut ainsi pris en charge dans un grand service afin d'effectuer son bilan pour corticosurrénalome paranéoplasique qu'il avait totalement imaginé à partir de la lecture d'Internet ! De même, il eut droit à deux coronarographies inutiles.

Le cas de ce patient hypocondriaque permet de s'interroger, non pas sur cette pathologie psychiatrique connue, mais sur le comportement prescriptif des médecins. Cependant, il n'y a pas lieu, à partir de cas semblables réellement exceptionnels et vraiment pathologiques, de procéder à des généralisations totalement abusives sur le comportement de l'ensemble des patients. Ainsi, le ministre de la Santé, Philippe Douste-Blazy, s'offusqua un jour sur l'antenne d'Europe 1 de ce que le système de santé français puisse permettre à un patient de « faire vingt électrocardiogrammes dans la même journée ». Si l'exemple frappe l'auditeur, en réalité, personne n'a jamais vu ça, et si ce patient existe, il est atteint d'une pathologie psychiatrique, comme l'était mon patient. De même, le président de la République, Nicolas Sarkozy, a rapporté le cas d'un patient qui, « en deux mois, avait consulté 75 fois » ! Quel est l'intérêt de restituer un tel cas qui, là encore, à l'évidence, s'il existe, relève de la psychiatrie ?

Plus structurellement, l'augmentation des dépenses de la Sécurité sociale est générée par le système du paiement à l'acte ou à l'activité. Si le revenu du médecin ou de l'hôpital est lié au nombre d'actes et d'activités qu'il fait, l'un comme l'autre auront tendance à les multiplier, d'autant plus que les actes inutiles sont en général financièrement les plus rentables. 22 euros pour une consultation, c'est très mal payé si elle dure une demi-heure, mais c'est assez bien payé si elle se limite à recopier une ordonnance en cinq minutes. De même, la tarification à l'activité pour un diabétique multi-compliqué hospitalisé deux semaines est peu rentable, mais elle est rentable si le patient est hospitalisé seulement pendant trois jours, puis dix jours plus tard de nouveau pendant trois jours. On connaît les abus dans les cliniques privées des endoscopies digestives, des césariennes, de la chirurgie bariatrique pour obésité, de la pose de *pacemaker*, qui peut varier de 1 à 4 pour une population identique. Bien sûr, le président de la Fédération hospitalière privée, Jean-Loup Durousset, jure ses grands dieux que jamais un seul geste chirurgical inutile n'est fait dans les cliniques commerciales, qui ne pensent, comme chacun sait, qu'à l'intérêt des patients. « Les bénéfices que nous faisons grâce aux activités rentables nous permettent de financer les activités non rentables », m'a-t-il expliqué. Cela veut donc dire qu'en l'absence de bénéfices grâce aux activités rentables, les patients T2A non rentables n'ont qu'à aller se faire soigner ailleurs ! En vérité, les tarifs des activités des hôpitaux et des cliniques dépendent du volume des actes qu'ils produisent. Si les actes augmentent, le tarif unitaire diminue. Il n'en va pas de même pour les consultations et les prescriptions d'examens complémentaires en ville dont la seule régulation est le contrôle par les médecins-conseils de la Sécurité sociale. Résultat de cette médecine prescriptive, 80 % des consultations sont suivies d'une prescription, alors que ce taux est de 40 % aux Pays-Bas. En 2006, les Français dépensaient 300 euros de médicaments de plus par an et par habitant que les Danois.

L'augmentation des besoins

Mais l'augmentation des dépenses de santé cache le fond du problème, qui est l'accroissement des besoins bien réels de la population. Si un certain nombre de patients sont « trop soignés », beaucoup d'autres, bien plus nombreux, le sont insuffisamment. Les grandes tendances, comme le vieillissement de la population qui explique l'augmentation de la part du PIB consacrée à la santé dans l'ensemble des pays développés, quel que soit le système de santé, sont bien connues, mais étonnamment niées par quelques experts de santé publique comme Jean de Kervasdoué, qui s'appuient sur des modélisations mathématiques spécialisées. Or, il est permis de douter de la pertinence de leurs conclusions lorsqu'on sait que c'est à partir de semblables modélisations que ces mêmes experts ont expliqué qu'il fallait diminuer de façon draconienne le nombre de médecins et d'infirmières en France.

En effet, l'âge est le premier facteur de risque de nombreuses maladies, à commencer par les cancers et les maladies cardiovasculaires. De plus, le vieillissement est à l'origine de pathologies dégénératives : bien sûr l'Alzheimer, mais plus banalement l'adénome de la prostate, l'arthrose des hanches et des genoux, la cataracte, l'ostéoporose, l'athérosclérose… Dans son livre *L'Hôpital vu du lit*, Jean de Kervasdoué rapporte comment, chaussant des patins à roulettes à 65 ans, il s'est fracturé le cotyle, ce qui a nécessité une intervention orthopédique hautement spécialisée à la Pitié-Salpêtrière[1]. Cet accident lui a donné l'occasion de faire le procès virulent de l'hôpital, mais il a complètement oublié de calculer le coût pour la Sécurité sociale de son rêve juvénile au demeurant fort sympathique. Sa propre expérience aurait dû le faire réfléchir sur l'utilisation des ressources de la solidarité nationale. La Sécurité sociale n'a pas été fondée pour

1. Jean de Kervasdoué, *L'Hôpital vu du lit*, Paris, Le Seuil, 2004.

rembourser les traumatismes des jeunes vieux de 65 ans décidant de faire du patin à roulettes…

Si le vieillissement coûte cher, les progrès médicaux, pourtant pas toujours majeurs, coûtent plus cher encore. Parmi les différents postes de dépenses de santé, c'est le coût des médicaments et des dispositifs médicaux qui augmente le plus vite et qui pose problème à l'ensemble du pays, véritable manne pour l'industrie pharmaceutique. En 2006, les dépenses des médicaments remboursés par la Sécurité sociale ont atteint 20 milliards d'euros, soit le tiers des dépenses de soins de ville (*Le Monde*, 6 novembre 2007). À l'hôpital, une enveloppe budgétaire spéciale, en dehors du financement par la T2A, est dédiée aux médicaments et aux dispositifs « innovants et coûteux ». En cinq ans, cette enveloppe est passée de 16 % à 64 % du budget pharmaceutique hospitalier, si bien qu'on envisage aujourd'hui de brider cette expansion en recourant à un budget global !

Ces progrès médicaux expliquent certes la guérison de certaines maladies et même la disparition d'autres, mais, en même temps, ils participent à l'augmentation des maladies chroniques. En effet, on vit désormais longtemps avec un diabète soigné par des médicaments qui coûtent de plus en plus cher. L'augmentation des coûts de prise en charge du diabète s'explique essentiellement par l'augmentation des coûts des traitements. Il en va de même pour l'ensemble des maladies chroniques.

Faute d'une politique de prévention efficace, se développent un certain nombre de pathologies de société liées aux bouleversements des modes de vie et aux changements de notre environnement. Parmi ces pathologies où l'environnement joue un rôle majeur en association avec des prédispositions génétiques, on peut citer le développement de l'obésité. Pour la première fois, l'espérance de vie aux États-Unis a diminué en raison de l'obésité et de ses complications (diabète, hypertension artérielle, syndrome d'apnée du sommeil, insuffisance cardiaque, etc.). Parmi les maladies du siècle, les troubles psychologiques et psychiatriques tels que les troubles du comportement alimentaire (anorexie, boulimie), l'anxio-dépression, les toxicomanies occupent une place importante. Sûrement faut-il ajouter les conséquences de la pollution en termes de cancers, d'insuffisance respiratoire, d'allergie, etc. Le développement de la précarité sociale, du chômage, favorise l'éclosion de ces pathologies sociales en même temps qu'il entraîne un défaut d'accès aux soins, aggravant les pathologies. De ce point de vue, il est parfaitement significatif que le système de santé américain qui fascine tant nos dirigeants soit à la fois le plus cher (consommant 16 % du PIB) et le plus inégalitaire avec 47 millions de personnes sans couverture médicale. Certains écologistes en viennent à penser que si on soignait notre environnement, on éviterait la plupart des maladies (obésité, cancer, asthme, insuffisance coronaire, allergies, etc.) et on assurerait une vieillesse heureuse, et en bonne santé. Du coup, on diminuerait les dépenses de santé. Ceci les conduit même à nier, à leur tour, le rôle du vieillissement de la population dans l'augmentation des coûts de la santé.

Chapitre 8

Retour sur l'hôpital public et ses défauts de fonctionnement

Si l'hôpital public est d'abord et surtout victime de maltraitances, il connaît néanmoins des défauts qu'il convient d'analyser sans complaisance. On peut répertorier sept péchés hospitaliers.

Un défaut d'accueil et d'écoute des patients

Il faut bien reconnaître que l'hôpital est pris dans une contradiction entre le service du public et le service de ses agents. Les patients qui travaillent souhaitent par exemple qu'il y ait des consultations le samedi matin, ou tôt le matin ou tard le soir, pour ne pas être obligés de prendre sur leur temps de travail pour venir en consultation, mais l'hôpital n'est pas vraiment organisé pour répondre à cette demande. De même, les formalités administratives pour une consultation ou une hospitalisation relèvent bien souvent du parcours du combattant, si bien que parfois le temps passé en consultation avec le médecin est très inférieur à celui passé à attendre. Les heures d'ouverture des caisses ne coïncident d'ailleurs pas forcément avec les horaires d'ouverture des consultations.

La relation entre les malades et les soignants souffre des deux principaux défauts de la médecine hospitalière : le manque de temps des soignants et l'objectivation des patients transformés en simples porteurs d'organes. Faute de temps, tout le monde court. « Il m'a fait un toucher rectal, m'a dit qu'il me reverrai dans un an. La consultation n'a pas duré deux minutes », me rapportait un patient. Tout le monde court ou presque ; quelques-uns, heureusement très minoritaires, prennent leur temps.

Cela dit, la cause principale des conflits relationnels entre médecins et patients est moins due à l'infantilisation des malades qu'à l'objectivation du malade par les médecins. En effet, l'infantilisation-culpabilisation des patients qui était autrefois la règle a laissé place à une simple objectivation froide et scientifique. J'ai connu une époque où on pouvait fouiller la table de nuit d'un patient à son insu pour rechercher des médicaments non pris, ou son vestiaire pour rechercher des bouteilles de vin cachées ! Je me rappelle les grandes consultations publiques du professeur R. Garcin où les malades étaient sélectionnés dans toute la France et présentés au patron devant un parterre de neurologues. Le malade entrait au fond de la salle et se dirigeait vers l'estrade, l'ensemble des neurologues penchait la tête pour observer sa démarche neurologique. Le malade en slip montait sur l'estrade où le « patron » l'examinait, à la vue de tous. À la fin, il remerciait le patient et dictait ses conclusions et prescriptions à l'interne qui les consignait scrupuleusement dans un grand cahier. En mai 1968, l'interne fit la grève du cahier ! Le service vacilla. Il ne viendrait pas à l'esprit d'un chef de service aujourd'hui d'examiner en public un patient. Mais à l'époque, il ne serait venu à l'esprit d'aucun « enragé » de proposer une grève des soins et encore moins une grève des urgences. Comme quoi chaque époque a son inhumanité. Le progrès avance parfois à reculons !

Si l'infantilisation du patient a régressé, son objectivation persiste. Le malade n'est qu'un porteur d'organes, un objet de science ou de recherches ou, mieux, un objet de soins auquel on applique des recommandations issues de la médecine basée sur les preuves. « Avez-vous également prévu les obsèques ? » répliqua un patient auquel on récitait la procédure de mise en dialyse comme on indique la route à un automobiliste demandant son chemin. « N'oubliez pas de demander l'autopsie ! » (du bébé) lança un médecin à une sage-femme devant la jeune mère cancéreuse qui venait de subir un avortement thérapeutique.

Contrairement à ce que l'on peut croire, l'apprentissage de la relation médecin-malade ne relève pas que de l'expérience ou d'un don spontané. Elle s'apprend, grâce à des techniques pédagogiques adaptées (jeux de rôles par exemple…), mais n'est hélas pas une préoccupation importante de la faculté et cet enseignement existe peu ou pas dans les services ; l'apprentissage se fait donc par simple imitation. On n'apprend pas aux jeunes médecins à distinguer ce que l'on dit et ce que l'on ne dit pas dans la chambre d'un malade. Au nom de la nécessité de dire la vérité au malade, on assiste parfois à une véritable incontinence informative : « Vous avez sûrement des métastases osseuses d'un cancer ou une hémopathie maligne », a-t-on annoncé à un de mes patients qui n'avait finalement qu'une fluorose… « Je ne comprends pas pourquoi son traitement anti-coagulant est inefficace », me dit un jour une chef de clinique dans la chambre d'un patient diabétique qui venait de subir une amputation itérative de jambe.

Parallèlement, la culture de la procédure qui se développe de façon exponentielle participe à la déshumanisation de l'hôpital. On n'explique plus au patient, on ne discute plus avec lui, on suit les procédures et on lui remet des papiers à signer spécifiant les risques des examens, on se « couvre » au cas où le patient porterait plainte... Les infirmières passent un temps considérable, pour l'essentiel inutile et démotivant, à cocher des cases dans des dossiers. On en vient à considérer que la procédure est plus importante que le résultat, on est fier d'être bien évalué lors des audits de dossiers. On rentre progressivement dans une véritable logique médicolégale à l'américaine.

Un carcan bureaucratique

La bureaucratie, c'est d'abord une avalanche de règlements, de procédures, de courriers, d'enquêtes, d'audits, d'évaluations, de réunions, de codages. C'est aussi un changement perpétuel des règles et une augmentation sans fin des contrôles. Paradoxalement, la réforme marchande d'inspiration libérale en cours dans les hôpitaux se fait à la française, c'est-à-dire qu'elle s'accompagne d'une inflation bureaucratique sans précédent. Le nombre de directeurs et de directeurs-adjoints n'a cessé d'augmenter.

Le professeur Yves De Prost, ancien président de la commission médicale d'établissement (CME) de l'AP-HP, aujourd'hui conseiller technique au ministère de la Santé dirigé par Mme Roselyne Bachelot, estime qu'il y a 1 800 à 2 200 personnes qui travaillent au siège de l'AP-HP. Personne n'en connaît d'ailleurs le chiffre exact et, selon lui, environ un tiers de ces travailleurs font double emploi avec ceux des services administratifs des différents hôpitaux. Quoi qu'il en soit, la « nouvelle gouvernance », qu'il approuve, est fort consommatrice de personnels de gestion. Elle y absorbe même de nombreux médecins.

Ce qui caractérise la bureaucratie, c'est le pouvoir qu'elle exerce, non pas pour obtenir un résultat, mais pour être en conformité avec le règlement. Certains administratifs obsessionnels y trouvent un réel plaisir. D'autres, incompétents, sont à l'origine d'une multiplication de démarches qui s'avèrent à la fin toutes inutiles lorsqu'on a rencontré la personne compétente. La bureaucratie se traduit également par une multiplication des niveaux de pouvoirs (il y en a quatre ou cinq à l'AP-HP entre le service et le siège). Le principe qui devrait régir les décisions est celui de la subsidiarité, principe quotidiennement bafoué par la mise en place des pôles regroupant cinq services. Désormais, l'embauche ou le changement de service d'une aide-soignante ou d'une infirmière se fait au niveau du pôle et non du service, si bien que les chefs de service et les cadres de santé qui animent les équipes n'ont plus guère d'autorité sur le personnel.

En accord avec la cadre de mon service et au terme d'une procédure de plusieurs mois portant sur la définition d'objectifs et l'évaluation des résultats, il m'est arrivé de demander le changement de service de quelques agents. Cette démarche est désormais impossible, puisque cette prérogative appartient dorénavant au cadre et au chef de pôle qui ne connaissent pas les agents en question. Pour respecter la pyramide hiérarchique, on en vient à des situations ubuesques où, à propos d'un ascenseur, la communication entre le responsable logistique de l'hôpital et la cadre (surveillante) du service se fait uniquement par l'intermédiaire du cadre supérieur du pôle qui transmet les mails de l'un à l'autre et réciproquement. La bureaucratie invente des échelons incontournables que l'informatique permet de supprimer ! De plus, chaque niveau de pouvoir, comme chaque commission de travail, convoque des réunions, organise des enquêtes, fait ses circulaires, et demande donc une secrétaire à plein temps. Tout cet activisme bureaucratique converge vers les unités de soins, qui n'en peuvent plus de répondre aux demandes sans que jamais ne soient évoqués les moyens supplémentaires nécessaires à ce surplus de travail, ni même quantifier le temps requis pour le réaliser. Vive la tarification à l'activité !

Bien souvent, l'enquête menée à un niveau n'a pas pour fonction d'améliorer la qualité du travail effectué par les soignants, mais simplement de répondre à l'exigence du niveau supérieur. Par exemple, des enquêtes sont effectuées pour juger de la qualité des observations médicales prises par les externes dans les services, mais les critères de ces enquêtes sont parfois absurdes. On nous reproche de ne pas mesurer chez les patients hospitalisés dans l'unité d'éducation thérapeutique le degré de leur douleur à l'aide d'une échelle visuelle analogique, alors que ces patients sont hospitalisés pour apprendre à gérer leur traitement et à prévenir les complications, et pas pour des symptômes qu'ils n'ont pas ! La question chez eux n'a strictement aucun sens (elle est au contraire très pertinente chez les patients hospitalisés dans l'unité de podologie). Qu'importe ! Le but de l'enquête est de montrer qu'à la Salpêtrière, on montre la réglette visuelle analogique de la douleur à tous les patients (la question n'est pas de savoir si le malade souffre ou non, mais si on lui a montré la réglette) ! Face à cette absurdité, vous avez deux solutions : ou vous résistez, ou vous inscrivez un résultat fictif dans le dossier. À vrai dire, les enquêteurs ne demandent pas autre chose. Vrai ou faux, l'important est qu'il y ait un résultat noté dans l'observation. L'objectif bureaucratique de ces enquêtes est démontré par le fait que les services audités n'ont pas de retour de ces enquêtes. Le retour se fait globalement au niveau des pôles regroupant plus de cinq services, si bien que l'enquête ne sert à rien aux enquêtés, ni donc aux malades. Le seul objectif est de présenter une image favorable à l'échelon supérieur.

Ainsi, se développe une véritable paranoïa entre « ceux d'en bas », les soignants (médecins et paramédicaux) et « ceux d'en haut » qui, voulant améliorer l'efficience et la qualité des soins, décident d'une enquête plus ou moins compréhensible par « ceux d'en bas ». Déjà échaudés par les expériences précédentes, « ceux d'en bas » se méfient et s'interrogent sur la perte de temps ou, pis, sur le mauvais coup que leur préparent encore « ceux d'en haut » (s'agit-il de diminuer le personnel, de fermer une activité, de transférer des moyens ?). En conséquence, ils biaisent leurs réponses pour essayer d'être le moins vulnérables possible. « Ceux d'en haut », qui ne sont pas dupes, constatent que « ceux d'en bas » trichent et cherchent à les coincer en augmentant les contrôles et en accentuant les contraintes, qui ne font qu'aggraver la méfiance de « ceux d'en bas ». Ainsi en va-t-il par exemple du planning des présences des médecins dans les services, qui a entraîné un débat par mails entre chefs de service de l'AP-HP. L'un d'entre eux conseillait vivement à ses collègues de ne surtout pas mentionner la vérité sur les dépassements d'horaires bénévoles des médecins (dépassements d'horaires et non d'honoraires), de peur que « ceux d'en haut » n'en tirent argument pour ne pas accorder les moyens médicaux nécessaires justement réclamés.

La bureaucratie se caractérise également par une certaine inefficacité qui se traduit par un long délai entre la prise d'une décision et sa réalisation, même quand il s'agit d'un acte aussi simple que l'achat d'un photocopieur, la réparation d'un volet ou d'un ascenseur, etc. Il faut en général plusieurs mois, voire un an pour que les choses bougent. Les dysfonctionnements sont ainsi très réguliers, notamment en cas de travaux prévus à une date donnée dans une salle, qu'on déménage en conséquence en organisant une « rocade », alors qu'en réalité les travaux ne commenceront que six mois plus tard, prolongeant d'autant une désorganisation inutile.

Un certain nombre de dysfonctionnements font les délices de la vie quotidienne, comme lorsqu'on se retrouve en panne de blouse, si bien que beaucoup mettent une blouse de côté, précaution qui ne fait qu'aggraver le dysfonctionnement ! À la consultation, un nouveau logiciel permet de prendre des rendez-vous, mais les malades qui patientent au téléphone ne peuvent pas deviner la lenteur avec laquelle il fonctionne. Les personnes du service qui prennent les rendez-vous préfèrent demander aux patients leur numéro de téléphone pour pouvoir les rappeler… et voilà pourquoi cela sonne si souvent occupé ! Le dysfonctionnement des caisses de l'hôpital est aussi un sujet d'étonnement pour les patients, notamment pour les patients diabétiques pris en charge à 100 % qui doivent payer leur consultation. Un patient m'a raconté qu'il avait reçu une lettre lui réclamant 80 euros qu'il devait à l'hôpital, avec une menace d'huissier. Il a répondu en envoyant une copie de sa carte Vitale portant mention de sa prise en charge à 100 % comme diabétique, et n'a rien payé. Quelque temps après, quelle n'a pas été sa surprise de recevoir un chèque de 80 euros, prétendumment perçus par erreur !

Un des défauts majeurs de la bureaucratie est son absence de fiabilité. La parole donnée n'est pas toujours tenue, ce qui crée un sentiment de méfiance solidement ancré chez les soignants, médicaux et paramédicaux. Cette non-fiabilité est accrue par le changement régulier des directions hospitalières (environ tous les quatre ans), si bien que lorsque vous avez monté un projet médical, qu'il est arrêté en accord avec la direction, il suffit que celle-ci change pour que le projet soit remis en cause. Ainsi avons-nous bâti un projet médical regroupant dans un grand département cinq services d'endocrinologie-métabolisme-nutrition, avec des unités d'hospitalisation classique, de semaine ou de jour. Alors que le projet élaboré pendant un an avait été arrêté, un mois plus tard, la direction a décidé, T2A oblige, d'ajouter 24 lits d'hospitalisation, ce qui l'a totalement bouleversé… Il fallut le repenser et réévaluer les moyens en personnel médical et paramédical.

Des conflits de pouvoir

L'hôpital est le lieu de conflits entre pouvoirs inhérents à sa mission. En effet, contrairement à ce que pensent et disent un certain nombre de « néolibéraux » comme Raphaël Radanne, conseiller santé du président Sarkozy, Claude Le Pen, économiste de santé, ou le chirurgien Guy Vallancien, l'hôpital n'est pas une entreprise, les malades ne sont pas des clients, ils sont dans une situation totalement asymétrique, affaiblis ou angoissés. C'est d'ailleurs pour cette raison que la loi impose aux médecins de demander au patient de désigner une « personne de confiance ». Est-ce que les clients des autres « entreprises » doivent désigner une personne de confiance ? Il n'est pas inutile de rappeler à ces champions de la marchandisation de la médecine que 80 % des Français meurent à l'hôpital et que la mort ne fait pas encore l'objet d'un choix de « consommateurs éclairés » !

Il y a donc deux pouvoirs à l'hôpital. D'abord le pouvoir médical, que je préfère appeler le pouvoir soignant, qui désigne le pouvoir des équipes médicales et paramédicales de soigner les personnes uniquement en fonction de leurs besoins, sans limite du moment que le soin est justifié. C'est d'ailleurs tout simplement le respect du serment que les médecins ont prêté, et qui fait l'éthique de leur profession. Quoi qu'en disent certains, cette profession devrait être au moins dans une certaine mesure un sacerdoce. Quelle est la nature de cette éthique ? Un malade frappe à votre porte, il vous fait confiance et vous demande de l'aide, et par ce simple fait, vous devez l'aider autant que cela est nécessaire et autant que cela vous est possible.

Ce devoir, potentiellement infini, qui consacre une morale humaniste individualiste, connaît forcément des limites. D'abord parce qu'il y a d'autres malades dont il faut également prendre soin, ensuite parce que les moyens que la collectivité met à la disposition des soignants est forcément limitée. Le directeur de l'hôpital et son équipe sont garants de l'utilisation optimale de ces moyens. Il y a donc naturellement complémentarité et conflit entre les deux pouvoirs.

Jusqu'à présent, notre société a été incapable de produire une forme de gouvernement, pour ne pas reprendre le terme de « gouvernance » introduit par la novlangue libérale, qui soit basée sur la gestion des conflits. Elle n'a jamais su produire qu'un pouvoir hiérarchique dominant entraînant inéluctablement des abus de pouvoir. Pendant très longtemps, ce fut le pouvoir des mandarins avec, dans chaque spécialité, un ou deux super-mandarins qui faisaient la pluie et le beau temps à l'échelle nationale et, dans chaque hôpital, un ou deux monarques. Le directeur ne comptait pas. Promouvoir un élève brillant était chose trop facile pour eux. Un vrai mandarin ne démontrait réellement l'étendue de son pouvoir qu'en faisant la carrière d'un « médiocre ». Les plus pervers parvenaient à faire nommer ces « médiocres » chez leurs adversaires. C'est ainsi que l'école de chirurgie digestive de l'hôpital Saint-Antoine dirigée par le professeur Jean Loygue chercha historiquement à détrôner l'école concurrente de la Pitié dirigée par le professeur Maurice Mercadier. Autre époque !

Jusqu'en 1968, l'internat comprenait un oral. Pour être reçu, il fallait avoir des patrons membres du jury ou, du moins, des patrons ayant de l'influence sur eux. Après 1968, l'oral, symbole de népotisme, fut supprimé. Les concours en médecine n'étaient pas l'enjeu d'une sélection puisque les candidats étaient choisis avant les épreuves. L'autorisation desdits mandarins était nécessaire pour se présenter aux concours. Ayant eu l'audace de me présenter à l'agrégation en 1988, sans le soutien de patrons ni l'aval du jury, je fus vertement tancé par Georges

Tchobroutsky, un des papes de la diabétologie de l'époque : « Qu'est-ce que tu déconnes ! Ton chef de service n'aura jamais d'agrégé ! » Ces médecins au pouvoir féodal, dotés parfois d'un immense savoir médical allant au-delà de leur propre spécialité, souvent d'une grande culture générale, d'un talent de communication, d'une importante capacité de travail, possédaient volontiers une personnalité hors du commun. C'était l'époque où la médecine était peu scientifique, l'expérience faisait une grande partie de la compétence, et l'on avait le temps de forger des dogmes et de créer des écoles.

Les mandarins donc, pour le meilleur comme pour le pire, disparurent progressivement après mai 1968. Le professeur Georges Tchobroutsky, l'un des derniers grands mandarins de la diabétologie, avait démissionné de son poste de chef de service, car il refusait de présenter son bilan d'activité pour son renouvellement quinquénal. « C'est aux autres de faire mon bilan », concédait-il tout au plus. À ceux qui lui demandaient pourquoi il avait pris cette décision, qui provoqua quelques remous, il retournait la question en demandant : « Quel est l'intérêt d'être chef de service ? » Il répondait lui-même : « Il n'y en a qu'un, c'est celui de ne pas en avoir... » Et il ajoutait : « Comme je connais celui qui va me remplacer et que je pense qu'il me fichera la paix, je ne vois pas pourquoi je resterais chef de service. »

À la vérité, les mandarins n'ont pas été remplacés. Leur pouvoir déchu a été ramassé par une myriade de corporatismes et par une somme d'individualités (chefs de service, présidents de CME, doyens) sans réelle communauté médicale organisée et capable d'exercer un pouvoir collectif sur chacun de ses membres. La fin du pouvoir médical absolu exercé au nom de Dieu et du bien souverain du malade a permis l'émergence de pouvoirs corporatistes multiples : médicaux bien sûr, mais aussi paramédicaux, infirmiers, aides-soignants, diététiciens, brancardiers, etc., tous plus ou moins saisis par la paranoïa ambiante et défendant jalousement leurs prérogatives. Faute d'un pouvoir médical collectif, chaque chef de service a eu tendance à s'identifier à son unité ou à son service, là encore pour le meilleur et pour le pire. Pour le meilleur : un dévouement souvent exceptionnel consacré à développer le service et à accroître sa notoriété. Pour le pire : un égoïsme de service, une collaboration insuffisante avec les autres services, le refus de toute redistribution des moyens, une réticente à l'évaluation, le choix de collaborateurs moins brillants pour être sûr de rester le meilleur, ou le recours au harcèlement pour contraindre un collaborateur au départ. Notre système de pouvoir, à la fois hiérarchique « à l'allemande » et dérégulé « à l'italienne », favorise les comportements de clans et de cours, et décompense les paranoïas. À vrai dire, cela ne semble guère différent des jeux de pouvoir dans les entreprises et, plutôt pire, au somment même de l'État, à en juger par la chronique de la vie quotidienne à l'Élysée, à Matignon ou dans les ministères.

Au fond, la période que nous vivons est celle de la mue entre un passé structuré par des hommes omnipotents (parfois exceptionnels), les mandarins, et un avenir fondé sur des équipes regroupées autour d'animateurs chefs d'orchestre. Cette mutation difficile entraîne un affaiblissement du pouvoir médical au profit d'un pouvoir administratif. Les mandarins médicaux d'antan sont remplacés par les PDG d'aujourd'hui. La France s'avère incapable d'inventer un pouvoir collectif démocratique organisé.

La fin des mandarins, le développement des corporatismes

L'hôpital souffre d'un corporatisme professionnel. Il compte de très nombreux métiers (plus de 150), tous régis par des décrets de compétence délimitée. Cette fragmentation issue du taylorisme industriel a été retournée par les syndicats défendant bec et ongles le respect des statuts au nom du refus de « glissement des tâches ». Paradoxalement, cette fragmentation des tâches correspond assez bien à la logique d'entreprise et aux activités techniques reposant sur des procédures définies où chaque membre intervient à un moment précis pour un temps délimité dans une véritable « chaîne de production ». Mais cette fragmentation est largement inadaptée à la prise en charge globale des patients, en particulier des patients atteints de maladie chronique pour qui il est indispensable que l'ensemble des personnels soignants ait une culture commune et puisse avoir des tâches qui se chevauchent en partie. Nous avons passé des heures surréalistes pour savoir si un(e) ou une aide-soignant(e) du service de diabétologie était qualifié(e) pour faire une mesure de la glycémie capillaire au bout du doigt chez les patients, ce que les patients font habituellement eux-mêmes. De même, on a délibéré pour savoir si les aides-soignants étaient habilités à prendre la tension artérielle ou à délivrer des messages diététiques aux patients lors du service des repas pris en groupe dans une salle à manger. Certains agents ont refusé, estimant que ce n'était pas leur tâche, qu'il y avait un risque médico-légal et qu'en fait on cherchait à leur faire faire le travail des infirmières au lieu d'en embaucher. Inversement, une infirmière qui ferait en partie le travail de l'aide-soignant(e) pourrait s'estimer déqualifiée. Au contraire, une infirmière de consultation suivant un malade diabétique, prenant une décision thérapeutique telle que l'adaptation des doses d'insuline, peut estimer qu'elle est exploitée en faisant le travail médical qui ne fait pas partie de son décret de compétence et pour lequel elle n'est pas payée. Cette application zélée, à la lettre, des statuts peut aboutir à une véritable paralysie au détriment de la prise en charge globale du patient. Inversement, la revendication syndicale d'une reconnaissance de la qualification acquise et du refus d'un glissement systématique des tâches paraît légitime.

De même, au niveau médical, se sont forgées des identités professionnelles ou statutaires conflictuelles. Les chirurgiens reprochent aux anesthésistes leur comportement de « fonctionnaires » comptant leur temps, les anesthésistes reprochent aux chirurgiens leur abus de pouvoir, leur désorganisation et parfois leurs conflits d'intérêts lorsqu'ils font passer avant les autres leurs patients privés. Le personnel infirmier a constitué son propre pouvoir, indépendant du pouvoir médical et parfois contre le pouvoir médical. Les relations peuvent être tendues entre infirmières, agents hospitaliers et aides-soignants.

À la Pitié-Salpêtrière, la circulation des ambulances de cet immense hôpital est un problème chronique, qu'aucun directeur n'a, à ce jour, pu résoudre. Certains ambulanciers ont constitué un véritable « pouvoir ambulancier », décidant de convoyer ou pas tel ou tel malade, acceptant ou refusant de faire tel ou tel trajet, si bien qu'il arrive souvent que les membres des services doivent eux-mêmes brancarder les malades à travers les sous-sols…

Le manque d'évaluation des pratiques

Ce manque d'évaluation a longtemps été caractéristique de l'ensemble du système de santé français, et tend à se corriger avec la mise en place d'audits et d'évaluations des pratiques professionnelles. Cependant, la faiblesse des départements de santé publique explique qu'il n'y ait peu ou pas d'évaluations médico-économiques comparatives d'un service à l'autre ou d'un hôpital à l'autre, et peu ou pas d'évaluations qualitatives. Ces évaluations qualitatives posent évidemment le problème délicat de la constitution des indices qui paraissent parfois peu pertinents.

Prenons par exemple la question des infections nosocomiales : il faudrait d'abord distinguer les infections que développe le patient hospitalisé à partir de ses propres germes, en particulier dans les services de réanimation ou dans les situations d'immuno-dépression, et les infections transmises d'un patient à l'autre, c'est-à-dire manu-portées par les soignants médicaux et paramédicaux, qui, elles, auraient pu être évitées. Il faudrait également que les indices portent sur les résultats et non sur les procédures, ou qu'on établisse deux indices différents. Ainsi, notre service qui est doté d'une unité de prise en charge des patients diabétiques ayant des plaies chroniques du pied a pu, grâce à une organisation spécifique, supprimer les infections nosocomiales manu-portées. Pour autant, nous étions classés en très mauvaise position en ce qui concerne l'indice pris en compte pour les infections nosocomiales. En effet, nous pratiquons le lavage régulier des mains et le port de gants et nous utilisons peu les solutions hydro-alcooliques. Il suffit de faire couler à flot dans les évacuations des lavabos lesdites solutions pour être classés en tête ! À vrai dire, il en va de même pour de nombreux autres indices. Le service de diabétologie de la Pitié peut en effet se féliciter d'avoir un très haut indice de notoriété, mais la gloire est moins grande qu'il n'y paraît quand on sait que l'indice prend en compte le nombre de patients venant d'un département différent de celui de l'hôpital. Ainsi, chaque patient habitant Ivry ou Vitry et consultant dans le service de diabétologie de la Pitié-Salpêtrière augmente notre indice de notoriété ! Nous cherchons nous-mêmes à améliorer nos pratiques mais, jusqu'à présent, nous sommes tout à fait incapables d'évaluer la difficulté pour les patients et les médecins correspondants à joindre le service par téléphone, fax ou mail. On sait seulement qu'elle est trop importante. Malgré des discussions répétées, nous n'avons toujours pas pu mettre en place des indicateurs et des procédures qui nous permettraient d'améliorer notre accessibilité.

L'évaluation médico-économique comparative permettrait également de mettre en évidence les défauts de cette médecine prescriptive où les jeunes internes prescrivent systématiquement non pas pour obtenir une réponse à une question précise, mais bien souvent sans savoir ce qu'ils recherchent, pour « documenter le dossier », « pour être très complet », « au cas où », etc. Cette médecine prescriptive aveugle explique que certains résultats d'examens complémentaires demandés ne soient ni recherchés ni lus. On les retrouve parfois empilés dans une pièce lors du départ de l'interne. Chaque service devrait bien sûr former ses internes aux prescriptions utiles et inutiles, et leur apprendre à justifier une prescription par l'analyse décisionnelle. On ne doit demander un examen complémentaire qu'en se posant la question des conséquences pratiques, diagnostiques ou thérapeutiques du résultat. L'embouteillage des demandes d'examens est en partie responsable des délais considérables pour obtenir les rendez-vous. Du coup, chacun a tendance à en rajouter, ne faisant qu'aggraver l'embouteillage. Reconnaissons que les malades eux-mêmes y participent lorsqu'ils oublient de venir à un rendez-vous de consultation avec une infirmière ou un médecin. Ce faisant, les délais pour obtenir de nouveaux rendez-vous de consultation pour les patients s'allongent et le cercle vicieux continue.

Affaiblissement de la légitimité des CHU

Les CHU créés en 1958 ont montré la validité du concept, mais leur fonctionnalité est aujourd'hui dépassée. Peut-être devrait-on réduire le nombre de CHU, mais en aucun cas les démembrer en séparant le H du U. Au contraire, il est nécessaire d'approfondir le concept, en cherchant à rassembler dans un même lieu les moyens techniques et humains permettant d'assurer une triple mission de soins spécialisés de très haute qualité, d'enseignement à la fois théorique et pratique et de recherche clinique. En effet, à côté de la recherche fondamentale et de la recherche thérapeutique largement subventionnée et organisée par l'industrie, il est une place très importante pour la recherche clinique, allant du lit du malade au laboratoire, et vice versa.

Cette recherche vise à améliorer la compréhension des mécanismes des maladies, à déterminer des marqueurs biologiques et génétiques du risque de survenue des pathologies ou de leurs complications, à individualiser sur le plan clinique, biologique et génétique les patients répondeurs à tel ou tel traitement ou susceptibles de développer des complications iatrogènes. Cette recherche a également pour but de comparer différentes stratégies thérapeutiques et modalités de prise en charge non seulement sur des critères biologiques, mais aussi d'efficience économique et de qualité de vie. Cette recherche clinique suppose que les départements et services cliniques s'adossent de plus en plus à des unités de recherche.

Cependant, la pertinence de l'enseignement initial des étudiants en médecine suppose que les malades qui sont hospitalisés dans les CHU ne soient pas tous atteints de pathologies rares ou complexes, mais aussi de pathologies plus banales comme celles qu'auront à prendre en charge ces futurs professionnels en formation. L'enseignement de la médecine fonctionne toujours de manière académique et disciplinaire, les objectifs pédagogiques n'étant pas définis par la finalité de cet enseignement : la formation des médecins généralistes du pays. Cet enseignement est conçu par étages : l'enseignement théorique des sciences fondamentales représenterait les fondations, la sémiologie le rez-de-chaussée, la clinique le premier étage, et la thérapeutique le toit de la maison, alors qu'il faudrait apprendre les maladies à partir des problèmes posés par les malades, et apprendre la physiopathologie et les sciences fondamentales pour comprendre les maladies. Bref, l'enseignement ne devrait pas être conçu comme des étapes que l'on s'empresse d'oublier dès l'examen franchi, mais comme des spirales de complexité croissante. Cela suppose un enseignement par petits groupes en même temps qu'une révision des stages hospitaliers. Actuellement, ces derniers ont lieu uniquement le matin, alors que l'activité se déroule sur toute la journée. Les malades sont hospitalisés dans les services l'après-midi, et sont vus par les internes, si bien que les externes se trouvent marginalisés. Quand ils sont trop nombreux, ils sont même désœuvrés. Il faudrait que les étudiants puissent être immergés à plein temps matin et après-midi au sein d'une équipe soignante médicale et paramédicale, pour des stages durant par exemple trois mois, intercalés avec des périodes de trois mois consacrés à l'enseignement facultaire.

Que ce soit pour la recherche ou pour l'enseignement, la séparation au sein des CHU entre médecins hospitalo-universitaires et médecins hospitaliers purs a été une erreur à la fois théorique et pratique. L'ensemble des médecins hospitaliers des CHU doit participer à l'enseignement et à la recherche, certes à des titres divers et avec une pondération variable dans le temps. La participation de tous à ces trois fonctions (soin, enseignement, recherche), dont une prédominante et deux annexes, est d'autant plus nécessaire que la triple fonction au plus haut niveau pour chaque professeur hospitalo-universitaire, en plus de celle de gestion, est devenue impraticable. Aucun être humain, aussi doué soit-il, n'est capable de mener de front l'ensemble de ces tâches correctement. Ce sont des équipes qui réalisent l'ensemble des tâches. En réalité, la fonction valorisée pour les nominations comme professeur de médecine a été la recherche et, plus exactement, les publications, au détriment des soins et de l'enseignement. En vérité, ce n'est pas la cohérence de cette recherche avec la pratique clinique et l'avenir du candidat qui est évaluée, mais seulement son CV. C'est-à-dire le nombre de publications dans des revues internationales classées selon leur audience scientifique. Les soins et l'enseignement sont la dernière roue du carrosse, si bien qu'un certain nombre de professeurs enseignent peu et d'autres soignent peu. Le système actuel est un système de sélection par l'échec, selon la grande tradition française, et suscite bien souvent chez ceux qui n'ont pas pu accéder à la voie royale l'amertume, la démotivation, voire une rancœur définitive.

La crise des vocations

La surcharge de travail, le manque de secrétaires, les mauvaises conditions de travail, l'absence de considération, l'inflation bureaucratique, le grand écart entre les 35 heures d'un côté et l'hyperactivité de certains médecins de l'autre, les revenus beaucoup plus faibles que dans le privé, le parcours du combattant et les sacrifices imposés pour une carrière hospitalo-universitaire découragent de nombreux jeunes internes. Beaucoup ne pensent leur séjour à l'hôpital que comme un passage obligé. Le discours sur l'absence de motivation, voire la paresse des jeunes, tenu par les générations des seniors est absolument insupportable et parfois grotesque. Ma génération devrait plutôt se poser la question de sa responsabilité dans les conditions qui sont offertes aux jeunes internes aujourd'hui. Ce qui est tout à fait frappant, c'est que les jeunes croient peu ou pas aux valeurs publiques et aux missions de service public. Non pas parce qu'ils manquent de générosité, il suffit de voir comment ils s'engagent pour les causes humanitaires et les organisations non gouvernementales comme Médecins du monde et Médecins sans frontières, mais parce qu'ils sont déçus par les discours sur le service public qui se heurtent à la réalité à la fois bureaucratique d'un côté et mercantile de l'autre. Ainsi, on est stupéfaits d'apprendre que les internes les plus fortunés vendent leurs gardes à leurs collègues plus pauvres, ou qu'ils oublient souvent de prendre leurs gardes aux urgences, au point qu'il a fallu créer un poste administratif à mi-temps pour organiser les gardes d'urgences et s'assurer que les internes les prennent. Mais les mêmes qui oublient de prendre leurs gardes peuvent travailler dans les services sans compter leur temps, de 8 heures du matin jusqu'à 20 heures, et plus encore quand ils sont réanimateurs ou chirurgiens, avec un dévouement, une soif d'apprendre et une compétence remarquables. Ils peuvent donner beaucoup si on les respecte et si on leur donne beaucoup. En revanche, ils ne croient plus au service de l'État et de la collectivité. En cela, ils ne font que suivre l'exemple donné par leurs aînés, et en particulier par les dirigeants politiques pour qui la valeur suprême est ouvertement celle de l'argent liée au pouvoir. La lecture de la lettre de Guy Môquet célébrant le sacrifice individuel pour la liberté collective n'est qu'un conte vertueux pour les enfants, ou une manière de s'acheter à peu de frais une bonne conscience.

Chapitre 9

Une autre réforme est possible

L'hôpital a donc subi une double crise, non seulement une crise de maltraitance dont nous avons cherché à montrer les conséquences, mais aussi une crise d'adaptation à la fois aux progrès de la médecine, aux changements des rapports au travail des professionnels et aux besoins de la population. La réforme de l'hôpital doit prendre place dans une réforme plus large du système de santé, mais celle qui est actuellement appliquée ressemble d'abord un déni de démocratie. L'ensemble de ses défenseurs la présente comme une « évidence gestionnaire » dépassant les choix politiques, car la santé, n'est-ce pas, « n'est ni de droite, ni de gauche ». La vérité est qu'à tout problème, il y a évidemment plusieurs solutions, et que la finalité d'un débat démocratique impliquant les experts, les professionnels, les usagers et les élus, est d'élaborer plusieurs solutions afin de permettre en dernier ressort aux citoyens et à leurs élus de choisir. Le débat sur la santé lors des dernières élections présidentielles fut indigent.

Principes pour une réforme du système de santé

Une réforme du système de santé devrait reposer sur cinq principes.

• Premier principe : distinguer d'une part les maladies aiguës et les gestes techniques, d'autre part les maladies chroniques et leur prévention. Cette distinction doit être le principe structurant dans tous les domaines impliqués par la réforme du système de santé, depuis la formation des professionnels jusqu'au financement des activités, en passant par l'organisation des soins.

• Deuxième principe : l'organisation du système de santé nécessite de définir quatre niveaux de soins :
– les médecins généralistes ;
– les spécialistes de ville et les hospitaliers ;
– les centres spécialisés de référence ;
– les soins de suite et de réadaptation.

Encore faut-il ne pas avoir une vision purement et administrative et règlementaire de ces différents niveaux. L'objectif est que chaque patient soit soigné au niveau correspondant à son problème de santé ; celui ayant un problème mineur facilement soluble par un médecin généraliste traitant n'a pas à venir embouteiller les consultations spécialisées. Encore faut-il que le patient ait accès à des soins au tarif conventionné de la Sécurité sociale, c'est-à-dire appartenant au secteur 1 sans dépassement d'honoraires. Inversement, il n'est pas normal que des patients n'atteignant pas les objectifs thérapeutiques fixés ne soient pas adressés par le médecin traitant à un spécialiste libéral ou hospitalier, et qu'ils soient finalement pris en charge beaucoup trop tard. Si tout un chacun doit avoir un médecin traitant, les patients souffrant de maladies rares ou peu fréquentes doivent avoir une prise en charge spécialisée dès le début, et un suivi régulier de leur pathologie par le spécialiste sans être obligés de passer préalablement par le médecin traitant. Il est donc nécessaire qu'ils aient un co-suivi par le médecin traitant pour l'ensemble des pathologies intercurrentes, et par le spécialiste pour la maladie spécifique, étant entendu que les deux médecins doivent communiquer.

Pour illustrer cette répartition des tâches, prenons l'exemple des diabètes. Le diabète de type 2, qui touche 2 500 000 Français, doit être suivi en première ligne par le médecin traitant généraliste, chaque médecin généraliste suivant en moyenne entre 30 et 60 diabétiques de type 2. En revanche, le diabète de type 1, beaucoup plus rare et qui concerne environ 150 000 patients, doit être suivi par un spécialiste pour la simple raison que le médecin généraliste n'aura que 2 à 4 patients présentant cette maladie grave et au traitement complexe. Bien sûr, il y a des médecins généralistes qui se spécialisent sur une ou deux pathologies et peuvent être considérés comme des spécialistes de fait, mais il s'agit plutôt d'une déviation de la fonction de médecin généraliste. Le généraliste est en effet un spécialiste du premier recours. Il doit prendre en charge complètement les pathologies bénignes, les actes de prévention et d'éducation pour la santé, et doit définir ses limites de prise en charge, c'est-à-dire les situations où il est amené à travailler avec le niveau 2 ou le niveau 3. C'était l'idée du médecin référent recevant une rémunération spéciale pour organiser cette prise en charge sans être broyé par la logique du paiement à l'acte qui conduit à multiplier les actes, même peu utiles, afin de maintenir le niveau de rémunération du prescripteur. L'idée a été reprise et dénaturée dans la réforme du médecin traitant mise en place par Philippe Douste-Blazy. Ce faisant, il a détruit l'avancée que représentait le système du médecin référent auquel avaient adhéré plus de 10 000 médecins. La constitution de réseaux de soins a cherché à institutionnaliser cette pratique de collaboration entre médecins généralistes et spécialistes, ainsi qu'entre médecins et paramédicaux.

Cependant, l'ensemble de ces réseaux, y compris les réseaux de diabète, a d'emblée été marqué par une limite, à savoir leur caractère spécialisé : réseaux diabète, réseaux alcool, réseaux sida, réseaux hépatite C, réseaux soins palliatifs, réseaux obésité, réseaux insuffisance cardiaque, réseaux addictions, etc. Ce caractère spécialisé des réseaux montre bien le défaut majeur du système de santé français. On a besoin de réseaux généralistes organisés par les médecins généralistes, définissant les rapports avec les différents spécialistes. Un médecin généraliste peut en effet adhérer à un réseau généraliste disposant de l'ensemble des correspondants médicaux et paramédicaux spécialistes des pathologies fréquentes, il ne peut pas en revanche adhérer à dix réseaux différents. Finalement, il adhère à un ou deux réseaux et devient un sous-spécialiste.

Au contraire, le diabète de type 1, pathologie peu fréquente et de traitement complexe, nécessite un suivi régulier par un spécialiste. Bien sûr, le diabétologue qui suit un diabète de type 1 doit correspondre avec le médecin traitant généraliste du patient qui prend en charge les pathologies intercurrentes. Ce dernier doit donc être tenu au courant du traitement du diabète insulino-dépendant et de ses résultats. Il s'agit donc bien d'un co-suivi. Aujourd'hui, tel n'est pas le cas. Nombre de diabétiques insulino-dépendants n'ont pas de suivi spécialisé et voient seulement leur généraliste, parfois que pour renouveler l'ordonnance, jusqu'à l'arrivée de complication… Le médecin généraliste n'est le plus souvent pas en cause, car il s'agit fréquemment de la conséquence d'un déni ou d'une dénégation de la maladie, qui conduit le patient à refuser de voir le spécialiste. Le diabétique a pu d'ailleurs garder un très mauvais souvenir d'un diabétologue, éventuellement professeur de médecine, l'ayant menacé devant des étudiants en médecine des pires complications de la maladie (« Vous fumez monsieur, vous êtes diabétique. Fort bien, il vous faudra choisir entre les cigarettes et les jambes ! »). Quoi qu'il en soit, les diabétologues, en particulier les diabétologues hospitaliers, sont absolument interloqués de voir qu'ils n'ont plus le droit de remplir le formulaire administratif de prise en charge à 100 % au titre des affections de longue durée pour les patients diabétiques de type 1, ce qu'ils faisaient auparavant sans rémunération particulière. Ils sont désormais dans l'obligation d'adresser leurs diabétiques insulino-dépendants aux médecins traitants, seuls habilités par la Sécurité sociale à renouveler ce formulaire moyennant le financement d'une consultation spécifique. Ni le médecin traitant, ni le diabétique, ni le diabétologue ne comprennent pourquoi il faut renouveler chaque année ou tous les deux ans ce formulaire de prise en charge à 100 % pour une affection à ce jour incurable, et pourquoi ce qui était autrefois gratuit doit devenir payant, ajoutant un gaspillage financier et de temps, alors même qu'on manque de médecins et que la Sécurité sociale manque d'argent ! Voilà comment sont prises les décisions dans notre pays, toujours par en haut, sans réelle évaluation préalable, entraînant un gaspillage d'argent pour la collectivité et provoquant l'exaspération des usagers et des professionnels.

L'existence de quatre niveaux de prise en charge suppose que les praticiens connaissent le travail des uns et des autres, et communiquent régulièrement les uns avec les autres. Chaque niveau doit définir avec ses correspondants les seuils de passage des patients d'un niveau à l'autre, et les modalités de prise en charge médicale assurant la cohérence d'un niveau à l'autre. C'est parfois, mais trop rarement, fait. De même, il est très frappant que lorsqu'un patient voit régulièrement deux ou trois médecins (un médecin traitant et deux spécialistes par exemple), chaque médecin trouve bon de changer le traitement de l'autre, le plus souvent sans concertation, si bien qu'il arrive que le malade ne sache plus quel traitement suivre. La prise en charge entre médecins et paramédicaux doit également être codifiée afin de ne pas ressembler à un simple empilement de consultations, car tous les diabétiques ne sont pas tenus de consulter une diététicienne ou un pédicure-podologue. Le médecin traitant doit être capable d'aider le patient à améliorer son alimentation pour un meilleur équilibre nutritif, et de dépister le risque podologique. Le médecin n'est pas un simple rédacteur d'ordonnances. Mais il doit aussi savoir adresser à un diététicien un patient ne parvenant pas à améliorer son équilibre alimentaire et ayant besoin à la fois d'une éducation diététique et d'une aide à un changement comportemental. De même, son rôle est de repérer le patient à risque podologique, c'est-à-dire atteint d'une artérite ou d'une perte de sensibilité au niveau des pieds, troubles qui peuvent conduire à des complications graves, et de l'adresser à un pédicure-podologue pour une éducation et des soins de prévention. Le risque podologique est gradué : les grades 0 et 1 nécessitent une prise en charge par le médecin traitant, les grades 2 et 3 bénéficient d'un forfait de prise en charge par un pédicure-podologue financé par la Sécurité sociale.

Les centres hospitaliers référents sont également censés définir leurs liens avec leurs correspondants de premier recours (médecin généralistes = niveau 1) et de deuxième recours (médecins spécialistes

= niveau 2), ainsi qu'avec les centres de soins de suite (niveau 4). Leur devoir est de s'assurer de la cohérence et de la qualité des soins du patient, tout au long de son parcours. La fluidité de la circulation des patients entre ces différents niveaux suppose qu'il y ait suffisamment de place pour les accueillir en soins de suite, ce qui n'est actuellement pas le cas. Dans son livre *Oui, la réforme est possible*, l'ancienne directrice de l'AP-HP, Rose-Marie Van Lerberghe, note que « chaque jour, sur l'ensemble des hôpitaux de l'Assistance publique, plus de 1300 patients, soit l'équivalent de deux hôpitaux de la taille de l'hôpital européen Georges-Pompidou, sont hospitalisés alors que leurs soins sont terminés. On les garde à l'hôpital parce qu'on attend leur départ en soins de suite ». Du coup, on ne trouve plus de lit pour hospitaliser les patients qui attendent aux urgences. Le système hospitalier « bouchonne » aux deux extrémités : à l'entrée avec 15 millions de consultations aux services des urgences, et à la sortie lorsque les soins aigus sont terminés. Il y a là d'ailleurs une très grande différence avec la pratique des cliniques qui, pour la plupart, ont des hospitalisations programmées. Quand l'hospitalisation en clinique doit durer trop longtemps, bien souvent le malade sort, quitte à être réhospitalisé secondairement à l'hôpital public. La fluidité de la circulation des patients entre les différents niveaux de prise en charge suppose également qu'il n'y ait pas de distorsion de financement. Le paiement à l'acte et les dépassements d'honoraires sont en grande partie contradictoires avec la constitution de filières de soins.

• Troisième principe : le colloque singulier est un droit fondamental du malade, qu'il n'est pas question de remettre en cause. En revanche, il n'est plus possible d'exercer la médecine en solitaire. Une prise en charge de qualité doit être à la fois spécialisée et globale. Elle suppose, au moins pour la prise en charge des maladies complexes et chroniques, une prise en charge pluriprofessionnelle entre médecins et paramédicaux, pluridisciplinaire entre différents spécialistes, et donc une concertation. La constitution de maisons médicales dont on parle depuis plusieurs années et qu'annonce le projet de loi « Hôpital, patients santé, et territoires » correspond à ce besoin. Encore faut-il qu'il ne s'agisse pas d'une simple juxtaposition de médecins au service des professionnels, mais d'une réelle concertation entre professionnels au service du malade. Il est donc nécessaire que les médecins soient payés non pas seulement pour réaliser des actes, mais aussi pour prendre le temps de cette concertation, à l'instar de ce qui est réalisé dans les bons services hospitaliers rythmés par des réunions de synthèse, et de ce qui est devenu obligatoire dans la prise en charge du traitement des cancers grâce à des réunions de concertation pluriprofessionnelles (RCP).

• Quatrième principe : revoir la répartition des tâches entre médecins et paramédicaux. Le rapport entre médecins et paramédicaux doit conduire à une révision de cette répartition. En effet, nombre d'infirmières ont acquis une compétence spécialisée concernant différentes pathologies et différents traitements, qu'il s'agisse du diabète, du sida, de l'insuffisance cardiaque ou de la polyarthrite, et peuvent assurer un suivi médical des patients et même un certain nombre de prescriptions, comme l'adaptation des doses d'insuline ou d'un anti-coagulant, etc. Il est donc indispensable que ce statut d'infirmière spécialisée soit défini, reconnu statutairement et rémunéré comme tel. Pour ne pas revenir à un système d'officiers de santé à la compétence limitée, ces infirmières spécialisées devraient travailler de façon concertée avec des médecins spécialisés référents.

Ce travail d'équipe entre infirmières spécialisées et médecins n'a évidemment rien à voir avec l'accompagnement téléphonique mis en place par les assureurs américains et que souhaite développer la Sécurité sociale, les mutuelles et les assureurs en France. Ce suivi téléphonique consiste à appeler les malades qui coûtent le plus cher afin de leur rappeler les principes de leur traitement, l'importance d'une bonne observance de celui-ci et d'un suivi régulier. Ce genre d'appel téléphonique, pratiquement anonyme, en principe sans concertation avec le médecin traitant, n'a pas grand rapport avec l'éducation thérapeutique et n'a que très peu de chances d'avoir une efficacité médicale. On peut s'attendre à ce que l'efficacité soit voisine de celle des agents commerciaux qui vous appellent régulièrement sur votre portable pour vous proposer un nouveau forfait. C'est bien de cela dont il s'agit aux États-Unis. Ces *call centers*, au besoin délocalisés, sont des entreprises privées qui s'engagent à diminuer le taux d'hospitalisation des patients et reçoivent en retour une ristourne en fonction de leur efficacité. Ces *call centers* ont connu leur heure de gloire en Bourse !

En France, c'est la Sécurité sociale et les mutuelles qui vont, dans un premier temps payer les infirmières téléphoniques, alors même que l'on manque cruellement d'infirmières soignantes... mais on peut supposer que dans un deuxième temps, après une prétendue « évaluation », le service sera privatisé pour coûter moins cher à la collectivité. L'industrie pharmaceutique s'est d'ores et déjà portée candidate pour ce type d'activité au nom de l'amélioration de l'observance des patients. Cette candidature a été jusqu'à présent refusée au nom d'un évident conflit d'intérêts. Quand on interroge le professeur Hubert Allemand, médecin-conseil national de la Sécurité sociale, sur l'objectif de cet accompagnement téléphonique (le « *disease management* à la française »), qui devrait déterminer le critère d'évaluation pour juger de l'efficacité de cette première opération test dans dix départements qui va coûter 20 millions d'euros, on reçoit la réponse suivante : « Il ne s'agit absolument pas d'éducation thérapeutique, il ne s'agit pas non plus d'améliorer l'observance des patients, il s'agit seulement de les aider à utiliser au mieux le système de soins. Exemple : on rappellera aux diabétiques de type 2 l'importance d'avoir un contrôle annuel du fond d'œil et de ne pas rater des consultations avec leur médecin traitant, on rappellera aux diabétiques de type 1 qu'il est indispensable qu'ils bénéficient d'un co-suivi par un médecin traitant et un diabétologue. » Tout cet argent et tout ce personnel pour cela ! En France, les malades atteints de maladie chronique se rendent tous les mois ou tous les deux mois chez leurs pharmaciens. Ces derniers, qui connaissent leurs patients, ne peuvent-ils pas les aider à utiliser le système de soins ? Ces professionnels de la santé qui se sentent menacés par les grands groupes commerciaux ne peuvent-ils pas médicaliser leur fonction ? Ne sont-ils pas capables de rappeler aux patients diabétiques qu'ils doivent faire leur examen annuel du fond d'œil, et qu'il est important qu'ils sachent s'ils ont ou non un risque podologique ?

• Cinquième principe : améliorer la qualité !

Le système de santé anglais a estimé que pour améliorer la performance de la prise en charge des malades chroniques par des médecins généralistes, il fallait les rémunérer en fonction des objectifs atteints. Pour que cette rémunération soit stimulante, elle s'est élevée jusqu'à 30 % des revenus des médecins. On a donc demandé aux médecins anglais non seulement de relever un certain nombre de données concernant les patients, en particulier leurs maladies, leurs facteurs de risques, les examens et leurs traitements, mais aussi des données concernant les résultats obtenus. Et on les a payés en fonction de la qualité de ces résultats : nombre de patients arrêtant de fumer, nombre de patients obtenant un bon équilibre de leur diabète ou de leur pression artérielle. Ce principe de « *pay for performance* » (P4P) est absolument étonnant dans la mesure où on imagine toutes les dérives auxquelles il peut conduire : sélection des patients, occupation exclusive du médecin sur les objectifs entraînant une rémunération au détriment des autres, manipulation des résultats, etc. Plus fondamentalement, on se demande pourquoi on rémunère un médecin dont le patient suit le régime ou arrête de fumer, et pas le patient lui-même ! On se demande pourquoi un patient n'aurait pas le droit de choisir un médecin qui reçoit un gros salaire grâce à ses bonnes performances, plutôt que de continuer à être suivi par un médecin moins rémunéré à cause de ses performances médiocres…

Quoi qu'il en soit, de nombreux spécialistes de santé publique américains et européens se sont émerveillés de l'initiative anglaise du P4P et ont cherché à l'imiter, au moment même où les décideurs anglais se posent des questions sur la performance du système lui-même. Mais il paraît aujourd'hui tout à fait indispensable, grâce à l'informatique, de pouvoir disposer de données à la fois sur la démographie des patients (âge, sexe, profession, situation familiale), et sur les pathologies et les facteurs de risques, sur les traitements et les principaux résultats. Tout ceci nécessite de relever régulièrement des données, comme le font un certain nombre de réseaux privés. Il serait logique de l'étendre à l'ensemble de la pratique médicale à condition de rémunérer cette activité de recueil des données et d'évaluation. Chaque médecin pourrait comparer ses résultats personnels à ceux anonymisés de ses confrères, comparaison qui permettrait d'améliorer les prises en charge individuelles. De plus, un tel recueil de données à l'échelle nationale permettrait de piloter plus finement la politique de santé.

Les principes d'une réforme de l'hôpital

L'hôpital est évidemment victime d'un excès de réformes (cinq réformes en quinze ans). À peine une réforme est-elle mise en place et inachevée qu'une autre lui succède. La vérité est que toutes les réformes sont partielles et semblent décidées pour conduire l'hôpital dans le mur et préparer la réforme suivante. La marche actuelle va vers une privatisation rampante : privatisation à but lucratif pour les activités rentables, privatisation sans but lucratif pour les activités non rentables. La privatisation à but lucratif permettra le transfert des activités rentables vers le business commercial à haut taux de rémunération des capitaux, et la privatisation à but non lucratif permettra seulement de diminuer les coûts de santé pris en charge par la solidarité en réduisant drastiquement le nombre des personnels soignants.

Une véritable réforme de l'hôpital partirait tout au contraire de l'évolution des techniques médicales et des besoins des populations. C'est donc la logique de soins qui doit commander la réforme, à l'inverse de la réforme « Hôpital 2007 » et de la loi « Hôpital, patients, santé et territoires ».

Adapter les structures de soins

Il convient d'adapter les structures de soin à l'évolution des pathologies. Prenons l'exemple de la cardiologie (qui a connu un développement important dans le privé au détriment de l'hôpital public) : en Île-de-France, 50 % de la cardiologie interventionnelle et 75 % de la rythmologie sont réalisés dans le privé. Or, on a besoin de centres de référence lourds comprenant la chirurgie cardiaque, la chirurgie vasculaire, la cardiologie interventionnelle, la rythmologie, la cardio-radiologie, la prise en charge de l'insuffisance cardiaque et la médecine vasculaire. Ces centres permettent de mutualiser les moyens pour des investissements extrêmement coûteux, de rassembler les différentes techniques et les différents spécialistes autour du patient. Par exemple, certains insuffisants cardiaques bénéficient d'une rythmologie interventionnelle ou d'une revascularisation coronaire. À ce jour, le remplacement des valves aortiques peut se faire non seulement par voie chirurgicale thoracique, mais aussi par cathétérisme per-cutané relevant d'un cardiologue interventionnel, ou en passant par la pointe du cœur relevant d'un chirurgien cardiaque. Chirurgiens et cardiologues sont donc amenés à travailler ensemble. De même, le chirurgien vasculaire et le chirurgien cardiaque opèrent des anévrismes aortiques et peuvent mutualiser un certain nombre de moyens dans de tels centres lourds.

Il n'est pas envisageable, ni même souhaitable, d'avoir un centre regroupant l'ensemble de ces sous-spécialités cardiologiques dans chaque hôpital. Trois ou quatre centres lourds pour l'Assistance publique de Paris semblent suffisants. On a en revanche besoin de beaucoup plus de centres de cardiologie interventionnelle coronaire afin de réaliser de façon programmée ou en urgence des dilatations coronaires pour éviter ou traiter des infarctus du myocarde. Ces centres nécessitent eux-mêmes une organisation adaptée permettant d'assurer les urgences 24 heures sur 24. Ils ont besoin d'un service de réanimation, et de collaborer avec les centres lourds médico-chirurgicaux. Enfin, dans chaque hôpital, une unité de cardiologie médicale ne pratiquant pas les examens invasifs (c'est-à-dire la radiographie des coronaires qui demande un cathétérisme des artères coronaires) est nécessaire.

Il est simpliste et finalement passéiste de penser qu'un hôpital peut être étroitement spécialisé en ne s'occupant que d'une ou de deux pathologies ; il est indispensable qu'à des degrés divers, les spécialités s'imbriquent. On ne peut pas avoir un centre de néphrologie sans avoir de cardiologue, car les patients insuffisants rénaux ont un très haut risque cardiovasculaire. On ne peut pas avoir un centre de cardiologie de haut niveau sans qu'y intervienne un diabétologue, dans la mesure où plus de 30 % des patients hospitalisés en cardiologie sont diabétiques. La proposition défendue par l'urologue Guy Vallancien selon laquelle chaque hôpital se spécialise dans un domaine et collabore avec les autres hôpitaux spécialisés dans d'autres pathologies, ne peut entraîner qu'un transfert permanent des malades par ambulance, un embouteillage des consultations et des hospitalisations spécialisées faute d'une gradation de la prise en charge. Ce genre de proposition ne correspond pas à la réalité d'une médecine moderne.

Cela dit, la constitution de centres lourds de référence appelle le regroupement des services ; ce qui a été réalisé à la Pitié-Salpêtrière où trois services de cardiologie ne forment plus qu'un département doté d'unités fonctionnelles. Le responsable du département ne devient pas un mandarin à vie, mais un coordonnateur qui assure cette tâche pendant quatre ans avant de laisser la fonction de gestion à un autre collègue. On peut donc globalement définir quatre types de structures de soins : 1) les départements fusionnant les services et les remplaçant par des unités fonctionnelles thématiques, chaque unité étant dirigée par un senior responsable (les malades hospitalisés dans une unité ne sont pas les malades du professeur X ou du docteur Y, ce sont les malades ayant une insuffisance cardiaque, une insuffisance coronaire ou un problème rythmologique, etc. ; 2) les services, qui restent une structure de taille moyenne adaptée dans beaucoup de cas, mais il peut aussi s'agir de structures plus petites comme 3) les unités fonctionnelles, ou 4) les simples antennes. Les unités fonctionnelles ou les antennes doivent être reliées à des services ou à des départements qui assurent la qualité et la permanence des soins. En effet, ces quatre structures de soins de taille différente, réparties sur un territoire, doivent travailler ensemble et il est souhaitable que les médecins qui y exercent puissent assurer des rotations, au moins pour une partie d'entre eux, ou avoir accès à des activités des différents niveaux. Ces évolutions concernent à des degrés divers l'ensemble des spécialités médicales.

Les pathologies changent, les métiers aussi. Ainsi, les cardiologues ont la maîtrise de l'échographie cardiaque, ils font eux-mêmes les coronarographies et maîtriseront demain les techniques de l'angioscanner et de l'angio IRM. Il y a donc des cardiologues qui sont aussi des radiologues. De même, on pourra demain remplacer des valves aortiques sans ouvrir le thorax, en utilisant des cathéters artériels, si bien que les métiers de chirurgien cardiaque et de cardiologue interventionnel se rapprochent. Le stéthoscope n'est plus l'emblème du cardiologue sur-spécialisé !

Au début de l'épidémie du sida, il a fallu ouvrir des unités et même des services pour hospitaliser les patients sidéens. Puis, grâce aux trithérapies, le sida est devenu une maladie chronique soignée en ambulatoire. L'existence de services ne s'occupant que du sida n'est donc plus justifiée, il est plus logique de regrouper les moyens techniques et humains au sein des départements de maladies infectieuses, avec des unités fonctionnelles prenant en charge les patients atteints de sida. Au sein de ces départements, coexistent d'autres unités, par exemple pour le traitement des maladies tropicales.

Comme je l'ai déjà dit, nous avons nous-mêmes décidé de construire un département d'endocrinologie-nutrition-métabolisme-prévention vasculaire – qui rassemblera cinq ou six services, dont la diabétologie, les maladies métaboliques – spécialisé dans les lipides, l'obésité. Ces services laisseront la place à des unités fonctionnelles au sein d'un département dirigé par un coordonnateur ayant un mandat de quatre ans non renouvelable. Au fond, la diabétologie n'existe comme spécialité clinique indépendante que parce que l'insuline est un traitement difficile à manier réclamant une grande expertise. Le jour où les injections d'insuline pourront être remplacées par un pancréas artificiel ou des greffes d'îlots, il est évident que grâce à cet immense progrès, les services de diabétologie et les diabétologues n'auront plus la même place…

Lutter contre le corporatisme en reconnaissant les qualifications acquises

L'hôpital souffre d'un corporatisme professionnel où subsistent de très nombreux métiers aux fonctions strictement codifiées. L'application zélée et à la lettre du décret de compétence de chacun peut aboutir à une véritable paralysie de l'hôpital, au détriment de la prise en charge globale du patient. L'idée serait d'admettre que chaque catégorie de personnel soignant puisse être amenée, pour une partie limitée de son temps de travail, à déborder de sa qualification, à condition d'avoir reçu la formation nécessaire et que soient mises en œuvre des promotions de carrières.

Définir les relations de pouvoir pour la direction de l'hôpital à la place de la « nouvelle gouvernance »

Le vocable libéral de « nouvelle gouvernance » sous-tend de faire appliquer par les professionnels de santé des critères de gestion visant à accroître la logique de rentabilité financière, à développer la concurrence, à précariser l'emploi, à payer les employés en fonction de leur activité ou plus exactement de leur rentabilité. L'objectif est la privatisation de ce qui est rentable et la réduction des coûts de ce qui ne l'est pas. Le moyen est donc la « gouvernance ». En effet, très habilement, les gouvernements font porter les discussions sur la gouvernance et ses enjeux de pouvoir et escamotent ainsi le vrai débat, celui de l'objectif. La loi « Hôpital, patients, santé et territoires » ne traite que de la gouvernance, alors que l'essentiel est dans la mise en œuvre de la T2A et le financement des hôpitaux, c'est-à-dire l'étranglement de l'hôpital public.

Cela dit, il y a deux pouvoirs légitimes à l'hôpital : un pouvoir de gestion et un pouvoir soignant. Le pouvoir soignant tire sa légitimité de son respect de l'égalité de tous face à des soins de qualité optimale. Soignants, médecins comme paramédicaux se doivent de suivre cette éthique du soin. Chacun doit être soigné comme s'il était la personne la plus précieuse au monde. La seule limite que reconnaît le soignant est le coût minimal qu'il doit rechercher pour le soin optimal, autrement dit : le « juste soin au juste coût ». Toutes les équipes de soins médicales et paramédicales dynamiques souhaitent que tout l'hôpital ne fonctionne qu'au service de leurs patients, à l'instar de mon service qui aimerait voir exister des soins de suite dédiés aux patients diabétiques ayant des problèmes podologiques, des unités de néphrologie, cardiologie, maternité, dotées de diabétologues développant la recherche sur le diabète et ses complications, etc.

Mais il y a évidemment des limites à ces ambitions, constituées par les autres patients d'une part, et la répartition des moyens attribués par la collectivité d'autre part. C'est ce qui fonde la légitimité du pouvoir de gestion. Le pouvoir de gestion et le pouvoir soignant possèdent donc leurs domaines respectifs de compétences, même s'il en existe un commun : l'organisation des soins.

L'organisation des soins (création ou restructuration, voire fermeture d'unités de soins, organisation des filières de soins, collaboration entre les différentes unités, évaluation de la quantité et de la qualité des soins, etc.) relève en effet à la fois du pouvoir soignant et du pouvoir de gestion. Or, à ce jour, seul le pouvoir de gestion participe réellement à cette organisation, mais avec une extrême lourdeur administrative. Le pouvoir soignant, lui, est éclaté en une somme de pouvoirs médicaux et paramédicaux. Ces pouvoirs composent eux-mêmes avec les différents syndicats et lobbies politiques. Tel ou tel ministre, voire le Premier, n'hésite pas à faire pression sur la direction d'un hôpital pour apporter un appui à tel ou tel médecin ami.

Une authentique réforme des hôpitaux viserait entre autres à constituer un vrai pouvoir soignant médical et paramédical. La période que nous vivons est celle de la mue entre un passé structuré par des hommes d'exception pas toujours exceptionnels, les mandarins, et un présent-avenir reposant sur des équipes médicales et paramédicales animées par des coordonnateurs ayant le sens de la gestion et de la collectivité, en même temps que celui de la décision. Il n'est plus besoin de chefs autoritaires comme par le passé, mais d'animateurs et de décideurs aidant à définir les règles collectives et permettant à chacun de s'y épanouir.

Ainsi, l'Institut Cœur de la Pitié fut historiquement conçu par le professeur Cabrol et autour de lui. C'est une belle réussite, mais qui porte les traces du passé : une place insuffisante donnée à la rythmologie et à l'imagerie cardiaque moderne, et aucune à la chirurgie vasculaire, séquelle désuette de l'ancienne guerre entre chirurgiens cardiaques et chirurgiens vasculaires. Au lieu d'aider à la mutation nécessaire, la « nouvelle gouvernance » cherche à remplacer les mandarins d'antan par les PDG d'aujourd'hui. Pourtant, même les spécialistes en organisation reconnaissent l'intérêt de la confrontation au sein d'une même entreprise : « Il est remarquable de voir que les entreprises les plus innovantes et à la plus belle réussite ont une direction bicéphale, l'un vérifiant les idées de l'autre et leur faisant contrepoids. Il en va ainsi de Berkshire Hathaway dirigée par Warren Buffett et Charles Munger, de Yahoo dirigée par David Filo et Jerry Yang, ou encore de Google dirigée par Larry Page et Sergey Brin. Si vous connaissez quelqu'un de fiable, qui sait être dur avec vous, prenez l'habitude de tester vos idées sur lui avant de prendre quelque décision que ce soit[1]. »

La France est incapable d'inventer un pouvoir collectif démocratique organisé et de penser la gestion des conflits de pouvoir. La constitution d'un pouvoir soignant suppose l'élection d'un véritable directeur médical, différent du directeur administratif, élu par ses pairs et travaillant de concert avec un directeur paramédical. Afin que le directeur médical élu ait une réelle indépendance lui permettant de prendre des décisions, son mandat doit être limité dans le temps. Cette communauté organisée doit avoir un pouvoir d'ingérence sur l'organisation et le fonctionnement de l'ensemble des structures de soins de l'hôpital. Car il n'est pas normal qu'un chef de service puisse refuser l'attribution de locaux ou de lits à la communauté médicale de

1. Jason Zweig, *Gagner à la Bourse grâce à la neuroéconomie*, Paris, Éditions Gutenberg, 2008.

l'hôpital, il n'est pas normal qu'il puisse rendre la vie impossible à un assistant qu'il ne supporte plus alors même que l'ensemble de la communauté médicale le juge tout à fait excellent et collabore régulièrement avec lui (ou inversement). L'autorité doit revenir à la communauté médicale pour gérer ses conflits de personnes. Lors d'un conflit de ce type, la communauté médicale de la Pitié-Salpêtrière a été obligée de s'incliner devant le pouvoir du chef de service, bénéficiant d'un soutien politique au plus haut niveau. Aujourd'hui, la nomination du chef de service ne prend pas en compte ses qualités d'animation d'équipes et d'organisation, ni ses capacités de collaboration avec l'ensemble des unités de l'hôpital. On pourrait donc très bien concevoir qu'un médecin très brillant sur le plan du soin, de l'enseignement ou de la recherche ne soit pas forcément chef de service. La dissociation des différentes fonctions (gestion d'équipes, soins, enseignement, recherche) suppose leur découplage hiérarchique : le responsable de la gestion n'est pas forcément le responsable de la recherche et de l'enseignement, et vice versa.

L'hôpital souffre, nous l'avons dit, d'une bureaucratie multipliant les niveaux de décision. Or, le principe qui faciliterait la gestion des différentes structures est celui de la subsidiarité : la prise de décisions là où elles s'appliquent. Décentralisons la gestion en supprimant toutes les structures faisant doublon ou servant de simple courroie de transmission, et gérons les personnels soignants médicaux et paramédicaux des unités de soins au niveau de ces unités auxquelles ils appartiennent (département, service, unité fonctionnelle, antenne)

Pourquoi nous parle-t-on de délégation de pouvoirs des directeurs administratifs aux médecins ? Si les médecins n'ont pas à se transformer en chefs d'entreprises, ils sont pourtant en mesure de gérer un certain nombre de budgets dans leurs propres services, comme la formation des personnels médicaux et paramédicaux. Il est aisé de décrier la pression de l'industrie pharmaceutique faite aux médecins, y compris aux médecins hospitaliers, internes et infirmières, mais reconnaissons qu'il leur serait impossible de participer à des congrès scientifiques spécialisés indépendants si l'industrie ne prenait pas en charge financièrement leurs voyages et leurs inscriptions.

Un autre mode de financement

Le financement de l'hôpital public devrait être révisé en urgence, à moins que l'on ne veuille en finir avec lui. La mise en déficit délibérée des hôpitaux se généralise, justifiant la mise en place de plans de redressement. Tous ces plans n'ont qu'une conséquence, la diminution du nombre de personnels : plus de 500 au Havre, 600 à Nancy et à Marseille, 400 à Nantes, et Rouen est sous tutelle. L'AP-HP doit faire 100 millions d'euros d'économies nécessitant la suppression de 1 000 personnels non médicaux. Les hôpitaux civils de Lyon sont au plus mal, tandis que la Générale de santé se porte bien et a versé il y a un an 420 millions d'euros à ses actionnaires.

La première mesure à prendre est la suppression de l'objectif d'une « convergence public-privé » pour 2012. Cette convergence est d'autant plus injustifiable que les honoraires des médecins des cliniques ne sont pas inclus dans les coûts des cliniques, contrairement aux salaires des médecins hospitaliers intégrés aux coûts de l'hôpital. Si cette convergence est maintenue, 2012 sonnera le glas de l'hôpital public. La fin de cette convergence doit aller de pair avec la séparation des enveloppes budgétaires (Objectif national de dépenses d'assurance maladie, ou ONDAM) votées par le Parlement en deux enveloppes séparées : une ONDAM pour le public et les hôpitaux à but non lucratif, et une ONDAM pour le privé. Rien ne justifie l'existence d'un privé à but lucratif versant des dividendes à des actionnaires, donnant lieu à des opérations spéculatives, immobilières ou autres, réalisées par des fonds de pensions internationaux tels que Blackstone, Medi-partenaires, Capio, etc., cherchant des taux de rentabilité financière autour de 15 %. Dans certaines régions, il n'y a plus que des cliniques privées commerciales. Le jour où, pour des raisons de rentabilité, les fonds d'investissements internationaux se retireront, on assistera à un collapsus du système de santé, comme un effondrement du système bancaire. La commission Larcher s'en est elle-même émue, demandant à l'État de prendre des positions financières par le biais de la Caisse des dépôts dans ces consortiums de cliniques privées. Il faut transformer les cliniques privées commerciales en hôpitaux privés à but non lucratif. La coexistence d'un secteur public soumis à la seule règle du « juste coût au juste soin » et d'un secteur privé à but non lucratif, soumis à la règle de rentabilité financière, peut être complémentaire tout en maintenant une certaine forme de concurrence limitée.

Le financement de l'hôpital est passé du tout budget global au tout T2A. La T2A a un sens lorsque l'activité médicale peut être facilement quantifiée, avec une variance assez faible. C'est le cas de l'activité technique pour des pathologies telles que la chirurgie non compliquée, la radiologie, la cardiologie interventionnelle, la dialyse. Encore faut-il prendre en compte la gravité des pathologies et les statuts sociaux des patients. En revanche, la T2A est aberrante lorsqu'il s'agit d'activités médicales ayant une grande variabilité d'un patient à l'autre ou lorsque la logique médicale va à l'encontre d'une réduction du temps d'hospitalisation des patients, comme par exemple lors des soins de fin de vie ou en psychiatrie.

Un financement pluriel correspondant au mieux aux différentes activités est donc plus logique, sachant que chaque mode de financement a ses avantages et ses inconvénients :

– la tarification à l'activité pourrait être maintenue pour les activités techniques ;

– le financement par un budget devrait correspondre au financement des activités médicales, budget qui pourrait évoluer en fonction des données de l'activité fournie par le PMSI, mais aussi en fonction de données démographiques des bassins de population et de certains choix de politique de santé favorisant par exemple la qualité des soins (infections nosocomiales, accueil des patients, délais d'attente aux urgences etc.) ;

– un financement au prix de journée pourrait convenir pour les soins palliatifs, les soins en fin de vie en dehors des centres de soins palliatifs et pour la psychiatrie ;

– la prise en charge ambulatoire des pathologies chroniques devrait entraîner la création, en plus des hospitalisations de jour, de forfaits de prise en charge correspondant à des activités médicales définies, ayant lieu sur une durée donnée ; par exemple, la prise en charge d'une grossesse diabétique ou la mise à l'insuline en ambulatoire pourraient correspondre à des forfaits ;

– enfin, les missions de service public ne doivent pas être découpées à la rondelle pour être facilement vendues au privé, en particulier au privé commercial, qui n'acceptera de prendre en charge que ce qui est rentable à court ou à moyen terme. Les cliniques privées commerciales sont prêtes à accueillir les internes de 4e ou de 5e année tout simplement pour utiliser leurs compétences acquises en fin de formation, et embaucher ensuite les jeunes professionnels pour leur propre compte. De même, elles sont prêtes à gérer un certain nombre d'urgences triées (la traumatologie peu grave par exemple, mais sûrement pas les paraplégiques). En revanche, les missions de service public doivent être confiées aux établissements publics, quitte à passer contrat avec telle ou telle clinique quand elle ne peut pas assurer cette mission de service public.

Enfin, l'orientation en faveur de financements mixtes publics-privés, dont un bon nombre se font au profit du privé, est à revoir. Ainsi, les « baux emphytéotiques » sur le modèle anglais se sont développés en France, où quarante baux ont été signés. Les bâtiments seront construits par le privé et gérés par lui pendant trente ans contre un loyer qui, cumulé, reviendra à deux ou trois fois la somme qu'aurait coûté la construction du bâtiment selon les règles tant décriées du marché public. L'Inspection générale des affaires sociales a dénoncé le caractère essentiellement rentable pour le constructeur-gérant de ces baux qui ont placé une corde au cou de l'hôpital public. Il suffira ensuite d'attendre quelques années pour que le nœud coulant se resserre, quand l'hôpital sera contraint d'abandonner au privé un certain nombre d'activités rentables ou même, tout simplement, d'accepter de vendre ses locaux, pour payer sa dette.

Repenser les CHU

Au lieu de démanteler les CHU, une vraie réforme chercherait à revoir l'articulation entre le H de hôpital et le U de université, définissant la place de la recherche clinique et de la recherche fondamentale. Dans les grands départements, il est indispensable qu'au sein même du bâtiment ou à proximité, il y ait plusieurs unités de recherche clinique. On ne peut plus être à la fois un grand clinicien et un grand chercheur, mais les liens de proximité entre les chercheurs et les cliniciens doivent absolument être maintenus pour construire des projets pertinents, dans l'espoir de retombées thérapeutiques. De même, il est indispensable que le futur médecin hospitalier participe à plein temps pendant un à trois ans à des activités de recherche, à la condition toutefois que le seul but ne soit pas de développer son CV, mais que cette recherche soit pertinente par rapport à son activité clinique ultérieure.

La recherche clinique, c'est aussi une manière de penser et de réfléchir qui doit imprégner tous les médecins d'un CHU et pas seulement les chercheurs. Dès aujourd'hui, de nombreux praticiens hospitaliers n'ayant pas de reconnaissance universitaire participent activement à des recherches, au moins comme investigateurs. Cette activité devrait être reconnue au même titre que leur activité d'enseignement. Ne démantelons pas les CHU, mais revoyons plutôt le statut des médecins qui y travaillent ; au lieu de séparer les hospitaliers des hospitalo-universitaires, considérons-les tous comme hospitalo-universitaires, mais avec des valences diverses variables dans le temps en matière de soins, de recherche et d'enseignement. Ainsi, on ne deviendrait pas directement professeur, mais d'abord chargé de cours, puis attaché d'enseignement, puis maître de conférences, et enfin professeur. De même, sur le plan de la clinique, de la recherche et de la gestion, on pourrait envisager différents niveaux d'activité, ce qui permettrait à chaque médecin hospitalier d'exercer à plein temps avec une répartition de ces fonctions variables au fil des années. Ce système mettrait fin à la rigidité actuelle qui prévaut, où la seule voie royale est celle du professeur hospitalo-universitaire.

Pour autant, cette souplesse n'implique pas nécessairement un paiement à l'activité, et encore moins l'intéressement financier. Car on l'a dit, la vision entrepreneuriale est anti-humaniste et va à l'encontre des principes de l'exercice de la médecine, et a même un effet pervers ; si notre travail ne vaut que ce qu'il est payé, alors on est en droit de travailler beaucoup moins. On ne peut pas faire semblant de célébrer les valeurs publiques, le dévouement, l'altruisme et, en réalité, penser business, primes, stock options et parachutes dorés. Mais l'attachement aux valeurs publiques et à leur mise en œuvre n'implique pas d'être naïf. Il n'y aurait rien d'anormal à ce que, outre une évaluation qualitative du travail de chaque professionnel, soit mise en place une évaluation purement quantitative (nombre de consultations, de visites, d'interventions, de cours, de conférences, de réunions, ou de missions) qui soit portée à la connaissance de l'ensemble des personnels de l'hôpital.

Faut-il maintenir l'activité médicale privée à l'hôpital public ?

Sur les 40 000 médecins et chirurgiens hospitaliers, 10 % ont une activité privée. Depuis la création des CHU et la généralisation du plein-temps des médecins hospitaliers, cette question d'une activité privée à l'hôpital public n'a cessé de faire débat. Elle fut initialement instituée pour instaurer l'activité à plein temps à l'hôpital. En effet, à l'époque, médecins et chirurgiens passaient la matinée à l'hôpital et l'après-midi dans leur cabinet privé ou en clinique. Pour les faire venir à l'hôpital, il fallut donc permettre à une partie de leur clientèle privée de les suivre. Initialement, le privé était donc prévu pour être transitoire. Mais le transitoire s'est pérennisé, tout le monde y trouvant son compte, notamment l'hôpital qui payait insuffisamment les praticiens hospitaliers et ne fournissait qu'une indemnité aux hospitalo-universitaires, non prise en compte pour leur retraite. L'argument pour maintenir le privé fut donc essentiellement la garantie d'une retraite suffisante, alors que la retraite des hospitalo-universitaires est d'environ le tiers de leur salaire d'activité. Depuis, le système des retraites a été partiellement amélioré. La prise en compte de l'ensemble des rémunérations (gardes, indemnités et autres) dans le calcul de la retraite des médecins hospitaliers serait un moyen pour réduire considérablement l'activité privée à l'hôpital public. En effet, tous les arguments pour justifier cette activité, y compris lorsqu'ils sont présentés avec conviction par un chirurgien défenseur du service public comme Laurent Sedel[1], sont peu convaincants :

1°) en soignant des patients aux revenus importants mais à la pathologie peu grave, médecins et chirurgiens hospitaliers faciliteraient l'apprentissage des jeunes. Ainsi, « les jeunes verront le patron opérer des cas simples », semblables à ce que sera « plus tard leur activité quotidienne ». Hélas, il explique ensuite que « rien ne vaut l'apprentissage réel, la chirurgie s'enseigne comme la conduite automobile ou le pilotage en doubles commandes ».

2°) la clientèle privée a une exigence de qualité en matière d'accueil et d'hôtellerie (chambres, repas, etc.) qui tire vers le haut l'hôpital car « cette exigence doit devenir contagieuse ». L'argument paraît un peu spécieux à une époque où les inégalités ne font que croître. Il ne semble pas que l'augmentation des salaires des dirigeants d'entreprises ait eu un effet de contagion sur le SMIG...

1. Laurent Sedel, *Chirurgien au bord de la crise de nerfs*, *op. cit.*

Les problème posé par l'exercice privé à l'hôpital est double :

• un problème éthique.

Il y a en effet conflit d'intérêts, raison pour laquelle des règles ont été fixées et, comme le souligne Laurent Sedel, doivent être scrupuleusement respectées, en particulier celle qui stipule que l'activité privée ne doit pas dépasser 20 % de l'activité globale du praticien, et qu'elle ne doit pas mettre en cause l'accès de tous les patients à une prise en charge d'égale qualité. Pour ce faire, « une commission réglementaire existe dans chaque hôpital et veille à l'application de ces règles parfaitement normales ».

Hélas, les règles sont violées par une minorité qui défraye largement la chronique, comme le rapporte Françoise Xenakis[1]. Elle raconte que son mari malade, Yannis Xenakis, payait régulièrement les consultations privées d'un chef de service avec de l'argent liquide glissé dans une enveloppe. Qu'a fait la commission réglementaire dudit hôpital ? Qu'a fait l'AP-HP ? Rien ! Selon l'Inspection générale des affaires sociales (l'IGAS), 10 % des médecins et chirurgiens hospitaliers ont une activité privée, et

1. Françoise Xenakis, *Regarde, nos chemins se sont fermés*, Paris, Albin Michel, 2002.

10 % de ces 10 % ont un comportement répréhensible, hélas parfaitement toléré mais qui jette l'opprobre sur l'ensemble de la communauté des médecins hospitaliers. Ce genre de comportement « hors norme » permet aux défenseurs des cliniques privées à but lucratif de prétendre que les dépassements d'honoraires existent aussi à l'hôpital et qu'ils y sont même plus élevés qu'en clinique.

Je me suis senti envahi par la honte en écoutant les propos de Claire Compagnon, représentante des usagers, qui, devant un large public dont le ministre de la Santé de l'époque, Philippe Douste-Blazy, le chirurgien Guy Vallancien et moi-même, rapporta le cas d'un chirurgien d'un grand hôpital parisien qui avait fait sortir une patiente de salle d'opération pour faire passer avant elle son patient privé ! Il n'y eut ni réponse et, à ma connaissance, ni suite donnée à cette déclaration en forme d'accusation.

Laurent Sedel perçoit bien la difficulté. Si, dans sa discipline qu'est l'orthopédie, la règle éthique de l'égalité face à la qualité des soins est facile à respecter, cela est beaucoup plus difficile pour des raisons morales dans d'autres disciplines « telles que la cancérologie, la réanimation, la greffe du foie, beaucoup d'activités de laboratoire qui n'ont accès directement aux patients ». Certes, on peut admettre que tout patient consultant en urgence doit être suivi en public car il n'a pas réellement le choix du privé, mais pour les autres situations il est bien difficile de fixer pareille limite. Pourquoi une prothèse de hanche réalisée par Laurent Sedel à Jacques peut être faite en privé, mais une greffe de foie faite par Jacques à Laurent ne peut être faite qu'en public ? L'argument est peu convaincant.

• un problème pratique d'organisation.

Le travail médical et paramédical en équipe rend très difficile la différence de statut financier des membres de l'équipe. Lorsque le chirurgien veut opérer au-delà des horaires prévus, est-ce pour le bien du malade ou pour son intérêt personnel, sont en droit de se demander les membres de l'équipe médicale ou paramédicale n'ayant pas d'activité privée ? Que les salaires soient différenciés en fonction de l'expérience, pourquoi pas, mais cela n'a rien à voir avec une activité privée où le chirurgien, et lui seul, est payé par le malade. C'est si vrai que, bien souvent, le chirurgien se sent obligé de distribuer une partie de ses revenus privés à ses propres collaborateurs. On quitte alors souvent les règles de la fonction publique.

Finalement, quelle est la justification d'une activité privée à l'hôpital public ? La seule recevable à notre avis est l'existence d'une différence trop importante de revenus dans certaines spécialités entre l'activité privée exercée en ville et l'activité hospitalière. C'est le cas notamment de la chirurgie, l'anesthésie, la radiologie, la cardiologie. Légitimement, un certain nombre de praticiens, en particulier jeunes, préfèrent gagner deux ou trois fois plus en ville que de rester à l'hôpital, surtout si les conditions de travail se dégradent ou doivent ressembler à celles d'une clinique privée à but lucratif. Bien sûr, on pourrait proposer à ces collègues de se comparer à leurs homologues gériatres, internistes diabétologues, infectiologues, hématologistes, biologistes n'ayant pas d'activité privée à l'hôpital et ne travaillant pas moins et pas moins bien qu'eux. Mais la nature humaine est ainsi faite, on envie plutôt ceux qui, sans raison, gagnent plus que vous, que ceux qui, sans raison, gagnent moins que vous. Alors que faire ?

Essayons d'en finir avec des comportements extravagants en demandant à ce que les honoraires soient versés par les patients à la caisse de l'hôpital qui, après prélèvement, d'une redevance, les reversera aux médecins. Accroissons l'attractivité de l'hôpital en terme de conditions de travail et de rémunération, notamment en ce qui concerne le problème des retraites. Informons les patients de la possibilité d'être soignés dans le secteur public avec une qualité identique, sans avoir à payer de dépassements d'honoraires.

Principes pour une réforme des études médicales

On ne peut pas envisager la réforme des CHU sans parler de la réforme des études médicales. Dans un CHU, ce ne sont pas seulement les hospitalo-universitaires qui doivent participer à l'enseignement, mais l'ensemble des praticiens hospitaliers. En effet, cet enseignement comporte certes sa partie traditionnelle de cours magistraux ou d'enseignements dirigés plus ou moins interactifs, et un enseignement tutoral « au lit du malade ». Mais il doit également inclure un enseignement par petits groupes ne dépassant pas douze étudiants, et doté d'une pédagogie de résolution de problèmes à partir d'authentiques cas cliniques. Car les études de médecine en France gardent le défaut majeur d'un gavage de connaissances dont le seul objectif pour l'étudiant est de passer ses examens et non d'apprendre à résoudre des problèmes médicaux complexes tels qu'ils se posent dans la vie réelle. Finalement, le moment où on apprend réellement son métier, c'est après l'examen national classant de la 6e année de médecine, quand on devient enfin interne, à condition toutefois de bénéficier d'un encadrement par des seniors compétents, motivés et prenant le temps.

Il est tout à fait frappant de voir que l'on apprend aux externes à rédiger une observation médicale selon un plan stéréotypé. La première phrase de l'observation est donc en général : « Monsieur X ou madame Y rentre pour… l'exploration de… ou un bilan… ou la mise au point du traitement… ». Après quatre ou cinq pages, l'observation se termine en général par : « Au total, monsieur X ou madame Y, nécessite l'exploration de… ou le bilan de… ou la mise au point du traitement. » On n'a pas avancé d'un millimètre entre le début et la fin de l'observation. De même, il est consternant de constater que, encore de nos jours, l'observation psychosociale du patient se limite à deux malheureuses phrases sur le mode de vie, si bien qu'on ne sait rien de ce que le patient connaît de sa maladie, de la manière dont il vit son hospitalisation, de quel soutien social il bénéficie, de ses projets de vie et de la façon dont ses soins s'y intègrent, de ce qu'il va devenir à la sortie, des changements nécessaires à la prévention d'une rechute ou à la survenue d'une complication qu'il devra affronter. Je demande donc systématiquement aux externes du service, pour chaque patient, de rédiger deux observations : l'une qui concerne la maladie et l'autre le malade, et de faire une synthèse se terminant par la liste des problèmes posés que l'on doit chercher à résoudre. Les internes et, bien sûr, les chefs de cliniques leur apprennent à hiérarchiser les problèmes et à y apporter les solutions adaptées.

La réforme des études médicales mise en œuvre par Claude Allègre avec l'aide de ses conseillers est un modèle de gouvernement bureaucratique de notre pays, alors que l'idée de départ était bonne. La médecine est de plus en plus spécialisée. Or, les CHU doivent former non pas des spécialistes de plus en plus pointus, mais d'abord le corps des médecins généralistes du pays. Le ministre et ses conseillers ont donc décidé de remplacer l'enseignement par spécialités qui prévalait par l'enseignement des grands problèmes médicaux, par exemple : le vieillissement et la prise en charge des sujets âgés, la prise en charge du handicap, les maladies infectieuses immunitaires et inflammatoires, les maladies cardiovasculaires et leur prévention, etc. Une commission a été mise en place pour redéfinir le programme, laquelle n'était pas constituée à partir des commissions d'enseignement des différentes facultés ayant montré une activité pédagogique novatrice ou obtenant les meilleurs résultats, mais à partir d'une représentation de groupes défendant leurs thématiques ou leurs places dans l'enseignement. Après avoir défini onze thématiques transversales, la commission s'est retrouvée face à de nombreuses maladies et questions médicales qui ne rentraient pas dans le format. Que faire, alors que le ministre avait interdit de faire figurer dans ces enregistrements les différentes spécialités ? La cardiologie, l'endocrinologie, la psychiatrie, la neurologie avaient disparu par la volonté du ministre ! Les responsables de la commission proposèrent d'aligner les quelques centaines d'items restant par ordre alphabétique. Ainsi, dans le programme des études médicales françaises publiées au *Journal officiel*, après les onze grands thèmes transversaux, on trouve par ordre alphabétique à la lettre G « grippe », et « grand courant de la pensée psychiatrique », à la lettre E « élévation de la créatinine » et « électrocardiogramme », etc. Le ridicule ne tue pas… De plus, de façon totalement déconnectée, une réforme du concours de l'internat a été mise en place, pour devenir l'« examen national classant », alors que chacun sait que les étudiants apprennent en s'adaptant à la forme de l'examen. Une véritable réforme de l'enseignement suppose une réforme des modalités d'évaluation des étudiants. Si on les interroge par des QCM, ils apprennent des QCM, si on les interroge sur des dossiers cliniques, ils apprennent des dossiers cliniques, et si le but est de réciter par cœur une question de médecine en moins de cinq minutes, ils apprennent à réciter en moins de cinq minutes…

La sélection des étudiants en médecine avec un concours à la fin de la première année est à la fois absurde, injuste et contre-productive. Absurde car elle sélectionne les étudiants en médecine seulement sur leurs capacités de travail, leurs dons pour les sciences, leur résistance au stress et leur rapidité. Il est aujourd'hui totalement impossible d'être doué pour la littérature, la philosophie ou les langues, et vouloir faire médecine. Les qualités nécessaires pour être un bon médecin ne sont pas prises en compte : capacité de raisonner face à des problèmes complexes, aptitude à formuler des hypothèses et à proposer des solutions, intérêt pour les sciences humaines, etc. Cette sélection est absurde car, pour 80 % des étudiants, elle correspond non seulement à un échec parfois très douloureux, mais à beaucoup de temps perdu. Un étudiant de la Pitié-Salpêtrière, fils de médecins, s'est suicidé, il y a quelques années, à la suite de ses échecs au concours d'entrée dans les études de médecine et, fait très significatif, les parents, ayant le sentiment que la responsabilité de l'institution était engagée, ont demandé qu'une salle ou un amphithéâtre de la faculté porte son nom. Inégalitaire, puisque cette sélection n'est pas la même selon les facultés, et que les étudiants ne peuvent pas présenter le concours dans plusieurs facultés lors d'une même session. Contre-productive car, une fois passée cette guillotine, les étudiants ont l'impression de revenir du bagne et d'avoir des droits, considérant que, quoi qu'ils fassent, ils seront un jour ou l'autre médecin. C'est ainsi que l'on découvre un bon nombre d'étudiants qui n'ont aucune aptitude à la médecine, qui ont peur du contact avec les patients, ou qui sont parfois atteints de pathologies psychiatriques empêchant l'exercice de la profession.

Pourquoi ne pas avoir imaginé un autre mode d'entrée dans les études de médecine ? Cela aurait supposé de dissocier l'intérêt des étudiants de celui des enseignants, bref une révolution impossible. Pourquoi ne pas avoir proposé un accès aux études de médecine à partir de différentes filières de licences et en définissant des quotas, selon les spécialités et en fonction des années ? Le quota principal aurait été attribué à la biologie, divisé entre la première année de licence et la deuxième, et on aurait aussi pu en donner aux filières littéraires ou scientifiques. La sélection par l'échec aurait ainsi été évitée, le modèle de recrutement diversifié, évitant la croyance selon laquelle la médecine forme des ingénieurs. Encore eût-il fallu penser que l'hôpital n'est pas une entreprise et la médecine une marchandise, c'est-à-dire aller à l'encontre de la pensée unique.

Chapitre 10

Retour sur l'actualité

Fin 2008, début 2009 a été marquée par un certain nombre de drames médicaux hospitaliers médiatisés. Un homme de 57 ans est décédé d'un infarctus du myocarde faute de trouver à temps une place en réanimation cardiologique, un enfant est décédé à cause d'erreur d'administration de médicaments, un nourrisson est décédé suite à une erreur de doses de médicaments, une vieille dame est décédée à la suite d'une fausse route. Ces drames ont légitimement soulevé l'inquiétude de la population et des professionnels de santé, en même temps qu'ils sont révélateurs de notre époque. Les médias recherchent le sensationnel qui fait de l'Audimat. Face au drame, au lieu d'analyser et de réfléchir avant d'agir, on cherche un coupable que l'on sanctionne. C'est ici un directeur d'hôpital que l'on suspend, là une infirmière que l'on met en garde à vue. Les communicateurs talentueux manipulent l'émotion, avant même que des enquêtes précises aient permis d'analyser les faits. « Manque de personnel ! », « démission ! », « manque d'organisation, irresponsabilité généralisée ! ». Philippe Juvin, secrétaire national de l'UMP, par ailleurs chef du service des urgences de Beaujon, a contribué à cette campagne de dénigrement de l'hôpital en annonçant plus de 10 000 morts par an à l'hôpital public, qui pourraient être évitées. Chiffre « sans aucun fondement scientifique », comme l'a souligné la commission médicale de l'établissement de l'AP-HP ayant fait connaître publiquement son indignation.

En attendant le résultat de ces enquêtes, que peut-on dire ? D'abord que chaque cas est particulier, et qu'il faut l'analyser spécifiquement. En ce qui concerne le patient décédé d'infarctus du myocarde, remarquons combien notre société a intégré le fait que, lorsque survient un infarctus du myocarde, il faut et l'on doit pouvoir accéder en moins de six heures à un centre de cardiologie interventionnelle permettant de déboucher l'artère malade. Précisons qu'il s'agit d'un immense progrès, finalement assez récent, nécessitant toute une organisation. Il semble qu'en l'occurrence le défaut ait porté sur la régulation. Quoi qu'il en soit, ce cas dramatique permet de souligner que le mot d'ordre de

« travail à flux tendu » en évitant tout lit vide est absurde, au moins dans certaines spécialités comme les réanimations.

En ce qui concerne les erreurs d'administration de médicaments à des enfants, tout en nous disant qu'on ne peut pas incriminer un manque de personnel, on nous dit aussi qu'une infirmière était grippée. Quelle était la réalité ? Les enquêtes le diront. Mais ce genre d'accidents surviendra d'autant plus souvent que les personnels travaillent « à flux tendu ».

Dans mon service, au cours des vacances de Noël, trois infirmières étaient en arrêt de travail, deux en raison d'un congé maternité et une en raison d'une maladie. Une infirmière a dû renoncer à ses congés pour venir travailler. De même, l'équipe de garde du service a dû travailler pendant plusieurs mois avec une infirmière en moins, car lorsqu'une infirmière part en retraite ou en congés, ou encore change de service, elle n'est pas remplacée avant plusieurs mois. L'équipe, composée d'infirmières compétentes et dévouées, a été au bord de la rupture. Et cette situation est devenue assez banale dans tous les services. Fut une époque où l'hôpital faisait beaucoup appel aux infirmières intérimaires. Je me rappelle avoir fait il y a une quinzaine d'années un audit des infirmiers travaillant dans l'Unité de soins intensifs du professeur Cabrol afin de valider leur technique de mesure de la glycémie capillaire au bout du doigt.

Les transplantés cardiaques ont en effet souvent à la sortie du bloc opératoire des glycémies élevées qui doivent être surveillées et si besoin traitées. J'avais trouvé une différence très significative de fiabilité des résultats entre les infirmières de l'AP-HP et les infirmières intérimaires. Un infirmier intérimaire à qui j'avais tendu mon doigt pour faire une glycémie capillaire m'avait tout simplement trouvé 5 grammes par litre !

Enfin, on a moins parlé du décès de la personne âgée à la suite d'une fausse route, mais le manque de personnels dans les services de gériatrie comme dans les maisons de retraite est à l'origine de nombreux incidents et accidents (fausses routes, escarres, chutes) susceptibles de provoquer le décès de ces patients fragiles. Le Président a tenu à rassurer la population et a présenté la loi « Hôpital, patients, santé et territoires » comme une réponse aux défauts d'organisation de l'hôpital. À la vérité, cette loi, nous l'avons dit, ne vise qu'à donner tout le pouvoir au directeur pour qu'il puisse obtenir l'équilibre financier des établissements entre les recettes fournies par la T2A et les dépenses. Résultat : la suppression de milliers de postes d'infirmières et de médecins est programmée. En quoi cette diminution du nombre de soignants va-t-elle améliorer l'organisation et la qualité des soins ? Comme toujours, les promesses en politique n'engagent que ceux qui y croient.

Chapitre 11

L'État au service du libéralisme économique

La réforme des hôpitaux mise en place en France depuis cinq ans et qui s'accélère n'est pas une réforme *sui generis*. Elle e été pensée voilà plus de trente ans par des *think tank* américains, animée par des économistes et des gestionnaires de santé voulant en finir avec le libéralisme médical donnant un pouvoir économique jugé exorbitant aux médecins. Les quatre piliers historiques du libéralisme médical sont la liberté d'installation, la liberté de prescriptions, la libre entente sur les honoraires avec les patients, le libre choix du médecin par le patient. Ces valeurs ont évolué avec le temps, en particulier la libre entente avec les patients sur les honoraires a été remise en cause par la création de la Sécurité sociale et le conventionnement des médecins. Toutefois, une minorité importante des médecins libéraux a toujours été réticente vis-à-vis du tiers payant, comme elle l'est aujourd'hui vis-à-vis de la Couverture maladie universelle (CMU), de peur de devenir des « salariés » de la Sécu (parfois, il est vrai, remboursés avec retard). La quasi-généralisation actuelle des dépassements d'honoraires, au moins par les spécialistes, n'a plus rien à voir avec le principe éthique charitable d'autrefois : honoraires élevés pour les riches, gratuité pour les pauvres. Désormais, c'est plutôt tarif unique. La liberté de prescription est globalement respectée, les médecins libéraux ayant réussi à mettre en échec, il y a maintenant plus de douze ans, le projet de références médicales opposables déclinant les grosses erreurs médicales à ne pas commettre. À vrai dire, l'usage de cette légitime liberté de prescription est en partie dévoyée par les pressions de l'industrie pharmaceutique et reste encadrée par les indications de prescription définies lors de l'Autorisation de mise sur le marché (AMM) et par la diffusion de recommandations pour les pathologies fréquentes. Le libre choix du médecin par le malade est désormais borné par la nécessité d'avoir un médecin traitant sous peine de pénalité financière pour le patient s'il s'écarte du parcours de soin. Quant à la liberté d'installation, elle est aujourd'hui contestée. Le courant du libéralisme médical pur et dur est donc historiquement en recul, en partie en raison de ses propres abus ou des abus tolérés d'une minorité, mais il a su résister aux pressions de l'État et de la Sécu. Résistera-t-il à la pression des nouveaux financeurs (assureurs, fonds d'investissements propriétaires des cliniques privées, etc.), promoteurs du néolibéralisme qui a conquis les élites politiques et investi l'État ?

Aux États-Unis, les grandes entreprises qui paient la couverture médicale de leurs employés, comme l'État qui finance Medicare pour les plus âgés et Medicaid pour les plus démunis, ont voulu mettre le holà à ce libéralisme « rétro ». Profitant des progrès de la technique médicale, ils ont cherché à transformer la maladie en marchandise et l'hôpital en entreprise rentable contrôlée par les financeurs, c'est-à-dire les assureurs privés. Les médecins sont devenus des « producteurs de soins » ou des « offreurs de soins », les patients des « consommateurs ». Le choix des mots n'est jamais neutre. En les répétant suffisamment, on finit par les penser. Quant aux assureurs, ils financent des prestations soigneusement codifiées. Le tout est régulé par une véritable loi du marché de l'offre et de la demande, il n'y a pas d'enveloppe budgétaire comme en France (ONDAM), la concurrence règne. Le résultat est connu : 47 millions d'Américains sans couverture médicale, des indices de qualité (espérance de vie, mortalité infantile, taux de complications des maladies chroniques, etc.) très médiocres. Dans une étude comparant les diabétiques anglais et américains, toute chose égale par ailleurs (âge, sexe, race, niveaux de revenus), le fait d'être citoyen américain est considéré comme un facteur de risque de la survenue de complications du diabète.

En France, comme dans d'autres pays européens, c'est cette même réforme libérale qui s'applique, prenant évidemment en compte la situation préexistante. Le développement d'une médecine assurancielle comme le souhaite le président Sarkozy suppose deux ruptures : une première rupture avec la médecine libérale, une deuxième avec la médecine républicaine égalitaire. Les présidents de la République antérieurs de la Ve République, depuis le général de Gaulle jusqu'à Jacques Chirac, étaient très influencés par de grands médecins. On sait que Robert Debré était le père du Premier ministre Michel Debré… Le président Sarkozy, lui, est plus près des milieux financiers et des assureurs. J'ai rencontré récemment le président de la mutuelle MGEN, Michel Laxalt, qui m'a rapporté l'accueil fait par le président à la Mutualité française lors d'une réunion à l'Élysée. Habituellement, me raconta-t-il, lorsque le président de la République nous reçoit, il tient les propos suivants : « Je suis heureux d'accueillir à la présidence de la République la Mutualité française qui représente un des piliers du pacte social républicain etc. » Là, le propos fut tout différent. La première phrase fut : « Vous êtes ici au centre de décision nucléaire. » Deuxième phrase : « Je n'ai rien contre vous. » Troisième phrase : « Nous avons deux points à l'ordre du jour : un point important concernant l'évolution du système de couverture sociale français, et un point plus technique. Si vous voulez bien, nous allons commencer par le point technique. » Ce point technique était le suivant : « Il faut que vous sachiez que désormais il n'y aura plus de monopole, tout est ouvert à la concurrence. » Ainsi, les mutualistes ont bien compris qu'ils allaient être placés en concurrence avec les assurances privées pour couvrir une partie des risques sanitaires, étant entendu que les assureurs sont prêts à s'engager dans ces financements s'ils obtiennent la gestion de l'ensemble de la couverture sociale d'un patient, et s'ils ont leur mot à dire dans l'organisation des soins. Le projet néo-libéral de santé s'incarne chez les défenseurs de la « convergence public/privé ».

Raymond Soubie est l'ancien PDG d'Altedia. D'après *Le Monde diplomatique* de juin 2003, « les spécialités d'Altedia consistent à aider les grandes entreprises publiques ou qui l'ont été comme France Telecom, Air France, Bull, GEG-Alsthom ou Thomson à changer de statut ou à ouvrir leur capital [...]. Après avoir absorbé un grand nombre de ses concurrents, Altedia, qui a conseillé 60 % des entreprises du CAC 40 lors de fusions, de restructurations, de privatisations, est coté au second marché en juin 2000, ce qui permet à son fondateur d'empocher une plus-value d'environ 11 millions d'euros ». On apprend dans cet article qu'« Altedia a le souci permanent de payer de nouveaux cadres, quelle que soit leur collaboration politique pour entretenir ses liens privilégiés avec l'État, source de marchés. Entrée en 2000 comme directrice générale des ressources humaines du groupe, Rose-Marie Van Lerberghe est énarque comme son patron. Elle a alterné sa carrière entre les places de haut fonctionnaire dans divers ministères et les responsabilités de direction dans plusieurs entreprises privées ».

De la même façon, Alain Coulomb, ancien directeur de la Haute Autorité de santé (HAS), fut le président de la Fédération hospitalière privée, et est aujourd'hui consultant pour Cap'éval (Capitaliser par l'évaluation), filiale du groupe Kadris, société de conseils dans le domaine de la santé et de la protection sociale qui travaille pour les organismes payeurs, mutuelles prévoyance assureurs, ainsi que pour des laboratoires pharmaceutiques comme Pfizer, GSK, etc., et pour la Commission européenne. On n'est pas surpris d'apprendre que l'actuel directeur de la Sécurité sociale, Frédéric Van Roekeghem, est un ancien directeur d'Axa. L'ancien directeur de la Sécurité sociale, Gilles Johanet, l'a quittée pour les AGF. Là, il a proposé de créer une assurance santé d'excellence réservée aux chefs d'entreprises pour 12 000 euros par an, garantissant l'accès aux meilleurs spécialistes dans les temps les plus rapides.

Comment expliquer la participation d'un homme de gauche, ancien dirigeant de la Sécurité sociale, à un projet aussi ouvertement libéral ? Certainement par la haine du libéralisme médical et de ses dérives qui l'anime. Comme dirigeant de la Sécurité sociale, il n'avait pas réussi à contraindre les médecins et à sanctionner les abus du libéralisme médical. Devenu assureur, il espérait obtenir par la puissance de l'argent ce qu'il n'avait pas obtenu par la puissance de l'État. Son propos aux chefs d'entreprises était en quelque sorte le suivant : Vous êtes riche, vous allez à l'hôpital privé A., vous y laissez beaucoup d'argent, vous croyez que vous êtes bien soigné. Vous vous trompez. Moi, assureur, je peux vous garantir une médecine de qualité à un juste prix, parce que j'ai un conseil scientifique composé des meilleurs spécialistes. Vous serez parfaitement soigné par des médecins sélectionnés, et si vous avez une quelconque plainte, c'est moi et mes avocats qui nous en occuperons. Ce projet caricatural a avorté, mais reste hautement significatif et reverra sûrement le jour.

Dans un article publié par *Les Échos* le 9 février 2009, la ligne de ces managers néo-libéraux est clairement explicitée. Après avoir récusé le système libéral américain et le système dirigiste anglais, ils proposent que « l'État dispose d'une administration régionale acheteuse de soins, qui garantit qualité et efficience par la mise en concurrence des acteurs publics et privés. Les producteurs de soins sont incités à s'organiser entre eux sur une base industrielle pour offrir les meilleurs services au meilleur prix. Les assureurs publics et privés sont invités à proposer les solutions les plus économiques [...]. Ce scénario repose sur un État qui commande et assure pleinement sa fonction de pilotage et de régulation [...]. C'est possible et c'est nécessaire. Cela suppose de sortir de l'équation entrée dans notre inconscient collectif qui veut qu'à action publique = service public = emplois publics ». L'article est signé de plusieurs noms : Jean-Marc Boulanger, inspecteur général des affaires sociales et ancien secrétaire général de l'AP-HP ; Dominique Coudreau, ancien membre de la Cour des comptes, ancien directeur du Conservatoire national des arts et métiers (Cnam), ancien directeur de l'Agence régionale d'hospitalisation (ARH) de la région parisienne, ancien président du Groupement d'intérêts publics pour le dossier médical partagé (GIP-DMP), aujourd'hui conseiller du président du directoire de la Générale de santé ; Thierry Zylberberg, directeur Division santé d'Orange, et Rose-Marie Van Lerberghe.

En quittant l'Assistance publique, Rose-Marie Van Lerberghe est devenue présidente du directoire du groupe Korian, premier acteur privé en France de la prise en charge de la dépendance. Coté en Bourse en 2006, le groupe comptait, au 30 juin 2006, environ 9 500 collaborateurs, 170 établissements en France et 2 en Belgique. Il exploitait 14 000 lits et son objectif était d'en exploiter au moins 5 000 supplémentaires d'ici 2009 en France, en Belgique, en Allemagne et en Italie. On peut se demander s'il est complètement éthique, même s'il est parfaitement légal, de fermer des lits de longs séjours du service public lorsqu'on est directrice de l'AP-HP, pour en ouvrir ensuite dans le secteur privé à but lucratif, où on est devenue PDG. Ne devrait-il pas y avoir une clause d'incompatibilité de passage du public au privé dans un même secteur d'activité, ou du moins dans un secteur concurrentiel public/privé ? Mais Rose-Marie Van Lerberghe n'entend pas « s'embarrasser de l'aspect, fatalement idéologique, du débat public/privé ».

Aujourd'hui, on apprend que le groupe privé Korian, gérant 200 établissements (maisons de retraite, cliniques de soins de suites et de réadaptation et cliniques psychiatriques), est en plein développement et a acquis le groupe italien Cegesta, spécialisé dans la prise en charge des personnes âgées, avec 1 489 lits. Grâce à un marché en plein essor… « Notre objectif est d'exploiter 19 000 lits fin 2008, en avance d'un an sur l'objectif initial. Cette acquisition en Italie concrétise nos ambitions de croissance en Europe et notre capacité à poursuivre la course en tête », a déclaré la présidente du directoire du groupe. Pour renforcer ses moyens financiers, Korian a cédé les murs de 19 de ses établissements à Cofinimmo, la première société immobilière belge cotée, pour 144 millions d'euros. La présidente Rose-Marie Van Lerberghe s'est également félicitée de l'acquisition par le groupe Malakoff Mederic de plus de 1 700 000 actions Korian, ce qui porte la détention globale du groupe Mederic à plus de 3 millions d'euros, soit 11 % du capital et des droits de Korian. Qu'est-ce que le groupe Mederic ? Il s'agit d'un groupe d'assurances s'occupant plus généralement des prestations pour les personnes âgées, en particulier pour les patients atteints d'Alzheimer. Qui était le directeur des prestations santé de Mederic ? Raphaël Radanne, aujourd'hui conseiller-santé de l'Élysée. Et qui est le délégué général du groupe Mederic ? Guillaume Sarkozy, frère du président.

De même, le projet de loi « Hôpital, patient, santé et territoires » prévoit l'ouverture du capital des laboratoires d'analyse pour permettre l'entrée des grands groupes de biologie gérés par des fonds d'investissement, malgré les protestations vigoureuses des représentants de l'Ordre des pharmaciens et biologistes. On leur oppose la modernité, l'Europe, les « économies d'échelle ». La Belgique a bien ouvert ses laboratoires d'analyses au capital financier, résultat : doublement des coûts de la biologie[1] !

La réforme de l'hôpital est donc l'enjeu d'une bataille entre trois courants politiques idéologiques :

1°) le vieux libéralisme médical, qui a su imposer le *numerus clausus* permettant les dépassements d'honoraires et qui, au fond, rêve du retour à la liberté tarifaire d'avant la Sécu. Mais sa victoire a peut-être été trop éclatante, au point de lui revenir en boomerang. À l'État de fixer des limites à ce laisser-faire. Ce courant du libéralisme médical extrême s'exprime par la voix de Michel Chassang, dénonçant la loi HPST : « Cette loi est dangereuse car elle change l'essence même de notre système de santé. Nous allons passer d'un système libéral, qui était la règle en médecine de ville, à un système étatisé à la britannique. » Selon lui, « la mise en place d'un SROSS [Schéma régional d'organisation

1. Sur ce point, le projet a été amendé par les députés.

sanitaire et sociale] ambulatoire, qui a par nature vocation à être opposable, conduirait *de facto* à la disparition de la liberté d'installation » ;

2°) le courant républicain égalitaire, qui est à l'origine de la création des CHU puis de l'expansion du tissu hospitalier régional et local, portée par les chefs de clinique formés dans les CHU. Avec les CHU était né le plein-temps hospitalier et donc les médecins fonctionnaires, autant dire l'horreur pour un libéral pur et dur ;

3°) le courant du néolibéralisme économique appuyé par le capitalisme financier, représentant les assureurs et les grands groupes d'investissements internationaux qui rachètent et restructurent les cliniques privées, les maisons de retraite et les laboratoires d'analyses. Leurs meilleurs porte-parole sont les nouveaux managers « publics-privés » qui ne voient que pragmatisme là où d'aucuns poseraient la question de conflits d'intérêts.

Pour avancer, ce courant néolibéral a besoin de l'État. Il a été rejoint par un certain nombre d'hommes de gauche qui, au nom du combat contre les abus du libéralisme médical, ont choisi le libéralisme économique. Inversement, un certain nombre de médecins attachés aux valeurs éthiques et non aux valeurs commerciales du libéralisme médical, se reconnaissent dans les valeurs républicaines d'égalité d'accès aux soins. L'issue de la réforme néolibérale prônée par le gouvernement dépendra d'une part des mobilisations sociales pour défendre les services publics et la Sécurité sociale, d'autre part de la réaction de la médecine libérale. S'opposera-t-elle, au nom de la liberté, au pouvoir des financeurs privés comme elle s'est opposée à l'étatisme du plan Juppé ? Ou bien renoncera-t-elle, comme l'ont fait les médecins américains, à ses principes pour se mettre au service des intérêts des financeurs en échange d'une revalorisation de leurs rémunérations ?

La mort de l'hôpital public est annoncée pour 2012. En 2012, en effet, le financement des hôpitaux devra être le même que celui des cliniques privées. Pour pouvoir faire face à cette concurrence, les hôpitaux devront donc fonctionner pour l'essentiel comme des cliniques privées, cherchant à gagner des « parts de marchés », sélectionnant les patients rentables, payant les professionnels de santé en fonction de leur rentabilité. Compte tenu des coûts de personnels élevés (70 % du budget hospitalier), une gestion entrepreneuriale nécessitera impérativement un changement du statut des hôpitaux publics devenant des établissements privés à but non lucratif assurant des missions de service public. La rentabilité financière guidera dès lors la restructuration des établissements de santé. Parallèlement, la Sécurité sociale sera amenée à couvrir des besoins de santé pour les pathologies les plus graves et pour les patients les plus pauvres. Pour le reste, il faudra faire appel aux mutuelles et/ou aux assurances privées. C'est donc un système non pas à deux vitesses, mais à dix vitesses qui s'annonce, chacun en fonction de ses moyens. Comme toujours, les plus riches n'ont guère de soucis à se faire. Les plus pauvres continueront à bénéficier *a minima* de la solidarité nationale. Ceux qui, comme d'habitude, feront les frais de ces réformes néolibérales seront les classes moyennes. Les médecins, eux, devront accepter les règles fixées par les financeurs Il suffira d'aménager le serment d'Hippocrate : « Je ne prescrirai rien qui dépasse mes compétences et le contrat d'assurance. Je ne ferai ni ne dirai rien qui puisse porter préjudice aux intérêts et à la bonne réputation des financeurs. Admis au sein des conseils d'administration et des directoires, j'en garderai les secrets en respectant scrupuleusement mon devoir de réserve. »

Chaque génération de médecins aura donc désormais le devoir de redécouvrir, refonder et redéfinir les valeurs éthiques qui font l'identité de la profession, si elle souhaite garder l'estime et la confiance de ses concitoyens.

ANNEXES

Claude Lepen et Guy Vallancien, « Vive la franchise médicale ! », *Le Monde*, 16 juin 2006.

André Grimaldi, « La franchise, une erreur médicale, sociale et économique », *Le Monde*, 12 juillet 2007.

André Grimaldi, « Économie et santé. Réponse à André Comte-Sponville », *ContreTemps*, n° 22, mai 2008.

« Vive la franchise médicale ! »

En augmentant la responsabilité de chacun, ce projet permettrait de sauver notre Sécurité sociale.

Les arguments retenus par Jean de Kervasdoué (*Le Monde* du 7 juin) pour s'opposer à l'instauration d'une franchise médicale ne tiennent pas face à une analyse objective des faits. M. de Kervasdoué soutient que la franchise qui restera à la charge des individus ne pourra être supportée par les assurances et mutuelles complémentaires. Certes, mais il explique aussi que le ticket modérateur n'a rien modéré du tout précisément parce qu'il était remboursé par les complémentaires. Il faut savoir ce qu'on veut. Il n'y a rien de scandaleux à laisser à la charge du malade une très petite partie des frais médicaux, qui pourrait varier en fonction de ses revenus.

L'expérience quotidienne de la consultation médicale montre bien que les malades sont demandeurs d'examens complémentaires de biologie et surtout de radiologie, comme si leur prescription conjurait le sort. L'écoute et les bonnes paroles ne suffisent plus à calmer les angoisses de notre société d'images et de chiffres. Combien de *check-up* inutiles et coûteux, d'échographies, de scanners et autres résonances magnétiques nucléaires sans nécessité sont-ils prescrits par simple habitude ? « Docteur, vous ne me prescrivez rien », telle est l'antienne psalmodiée à longueur de consultations. On dit la France en retard d'équipements radiologiques, mais combien de rendez-vous d'examens nécessaires sont retardés par des actes inutiles, prescrits à la va-vite, donnant l'illusion d'un manque d'appareils ?

Le second argument porte sur le lien entre franchise et concentration des dépenses. Ce n'est pas parce que 53 % des dépenses de santé sont concentrées sur 5 % de la population (les plus âgés notamment) qu'il ne faut pas responsabiliser les 47 autres pour cent pour les petits risques ! M. de Kervasdoué invoque ensuite les 45 millions d'Américains non assurés ! Cet argument purement rhétorique ne fait pas avancer le débat. Ce n'est pas la franchise qui crée cette population non assurée. Rendez l'assurance-maladie facultative en France et vous aurez la même proportion de non-assurés qu'aux États-Unis, soit environ 7 millions de personnes, dont les chômeurs insolvables, les plus jeunes qui vont bien et les plus riches qui peuvent payer les soins les plus chers. Invoquer les États-Unis dans un débat sur une petite franchise en France n'est pas très sérieux.

Dans le même ordre d'idées, comparer l'état de santé des populations américaine, française et anglaise est aussi aléatoire, et n'imputer les différences qu'aux systèmes de protection sociale n'est pas acceptable. Par exemple, les 13 % de Noirs américains ont un risque cinq fois supérieur aux Français et Anglais blancs de faire un cancer de la prostate. L'hypertension artérielle est un fléau aux États-Unis pour de multiples raisons qui ne sont pas liées au système de soins, mais à des facteurs multiples qui s'accumulent. Des régimes alimentaires et des habitudes de vie différents, un climat non tempéré sur une grande partie du territoire, des causes environnementales diverses et des facteurs génétiques expliquent en partie les variations de fréquence et la gravité des maladies. La couverture maladie explique bien des choses. Pas tout !

En outre, la franchise renforcerait la liberté tarifaire des médecins. Dans des proportions raisonnables, ce n'est pas choquant, quand on sait que les revenus des médecins français sont en moyenne de 30 % inférieurs à ceux des médecins des autres grands pays européens. Les Anglais dépensent seulement 8,5 % de leur PIB pour les soins, contre 11,3 % chez nous, et pourtant les revenus des médecins généralistes y sont supérieurs à ce qu'ils sont en France. Il n'y a donc pas de corrélation mécanique entre le niveau des revenus médicaux et la dépense globale. À vouloir contraindre les rémunérations des médecins, on aboutit à la disparition lente de la chirurgie publique et à l'inflation d'actes dans le privé.

Enfin on ne voit pas pourquoi la jurisprudence européenne et constitutionnelle interdirait les mesures de « discrimination positive sanitaire » en faveur des plus démunis, qui devraient non seulement ne pas payer, mais qui pourraient être incités à consulter en recevant l'argent nécessaire à leur prise en charge. Restons raisonnables : la petite franchise responsabilisante et solvabilisante qu'envisage le gouvernement n'annonce aucune catastrophe sanitaire et sociale.

Sans doute faut-il revoir l'idée de diviser la franchise en quatre secteurs, véritable usine à gaz dépensière en organisation. Et, surtout, il faut éviter qu'elle ne monopolise le nécessaire débat sur la santé, dont les autres dimensions, celles touchant à l'organisation des soins et à la réforme hospitalière, par exemple, sont également déterminantes pour l'avenir du système. Mais, sur le fond, la participation des usagers, l'idée d'une faible participation financière des malades n'est en rien choquante dès lors qu'elle permet de préserver notre Sécurité sociale en augmentant la responsabilité des différents acteurs, qu'ils soient administrateurs, médecins mais aussi assurés. Le pragmatisme doit l'emporter sur le dogme, et seuls les résultats seront à même de modifier un tel schéma d'action pour le bien de tous. Vive la franchise !

Claude Lepen, économiste, et Guy Vallancien, chirurgien, sont tous deux membres du cercle Santé société.

Article paru dans *Le Monde* du 16 juin 2007.

« La franchise, une erreur médicale, sociale et économique »

Vouloir « responsabiliser » les patients – et non pas les médecins – est aberrant, injuste et coûteux.

Claude Le Pen, économiste, et Guy Vallancien, chirurgien, s'interrogent : « Combien de *check-up* inutiles et coûteux, d'échographies, de scanners et autres résonances magnétiques nucléaires sans nécessité sont-ils prescrits par simple habitude ? » (*Le Monde* du 16 juin). La réponse est : beaucoup ! La bonne question est en fait : qui prescrit par « simple habitude » ? La réponse de l'économiste et du chirurgien est étonnante : ce sont, à les en croire, les malades. « Docteur, vous ne me prescrivez rien », telle est l'antienne psalmodiée à longueur de consultation, assurent-ils.

Cette affirmation interpelle tout d'abord sur la qualité de la relation médecin-malade non pas de l'économiste mais du chirurgien. On y sent comme une exaspération et une forme de mépris. Mes patients ne « psalmodient » pas, et quand certains me demandent un examen inutile je leur explique pourquoi cet examen est inutile et je ne le leur prescris pas. En général, ils le comprennent. Peut-être faudrait-il que les études de médecine apprennent aux futurs médecins non seulement les pathologies d'organes, mais aussi les maladies dites fonctionnelles où l'angoisse joue un rôle important.

Claude Le Pen et Guy Vallancien proposent donc de « responsabiliser » non pas les médecins mais les patients, en leur faisant payer une « très petite partie des frais médicaux » (70 euros par foyer fiscal ?). La recette avait déjà été essayée avec le forfait de 1 euro pour les consultations et les actes médicaux. Sans succès. Il n'est pas inutile de rappeler que le ministre de l'époque, Philippe Douste-Blazy, s'était engagé à ce que ce forfait n'augmente pas. Comme chacun sait, en politique, les promesses n'engagent que ceux qui y croient. Il faudra donc que la « très petite partie des frais médicaux » à la charge du patient augmente.

MM. Le Pen et Vallancien évitent de se demander pourquoi des médecins prescrivent des examens inutiles et pourquoi 3 000 médecins-conseils de la Sécurité sociale n'ont pas les moyens d'éviter cette dérive prescriptive ? De même, ils ne se demandent pas pourquoi la Sécurité sociale accepte de rembourser les frais de transport des patients valides et pourquoi elle finance indirectement le marketing de l'industrie pharmaceutique dont la fonction est de pousser à la prescription de nouveaux médicaments souvent coûteux. Ni pourquoi les recommandations médicales de la Haute Autorité de santé (HAS) ne disent rien du prix des médicaments, pourquoi l'HAS n'a pas élaboré une liste des prescriptions inutiles qui pourraient avoir un caractère opposable, pourquoi on impose aux patients de revenir tous les mois seulement pour renouveler l'ordonnance, pourquoi certains médicaments non remboursés dans d'autres pays européens sont remboursés en France, et pourquoi on a offert la gestion des pompes à insuline à des entreprises privées (Air Liquide, Nestlé, etc.) avec un doublement du coût. Pourquoi, enfin, a-t-on imposé aux hôpitaux le système inflationniste du paiement dit à l'activité (T2A), qui conduit chaque service à gonfler artificiellement son activité en multipliant les actes et les activités « rentables » indépendamment de leur utilité.

Double peine

Ce système productiviste oblige chaque direction de clinique ou d'hôpital à fixer par avance un taux d'augmentation d'activité et à demander aux médecins d'« optimiser le codage », doux euphémisme pour dire augmenter la facture à la Sécu. Certains instituts ont même un logiciel qui permet de traduire en euros le code le plus rentable, c'est-à-dire le plus coûteux !

Quoi qu'il en soit, MM. Vallancien et Le Pen sont persuadés qu'en faisant payer le patient on va le « responsabiliser », c'est-à-dire faire faire des économies à la Sécurité sociale. Pour s'en convaincre, il suffit de regarder les résultats du système « responsabilisant » le plus les patients, le système américain. Il coûte 16 % du produit intérieur brut (contre 11 % en France comme pour le Canada, l'Allemagne, la Suisse) avec 46 millions d'exclus de couverture sociale.

C'est le système le plus cher, le plus inégalitaire et le moins performant. Certes, le professeur Vallancien a raison de souligner que le système social n'explique pas tout, la génétique et l'environnement ont leur part de responsabilité dans ces différences. Cependant, ni la génétique ni l'environnement n'expliquent que le taux de complication du diabète soit significativement corrélé à la couverture sociale des patients. Il est clair que, si les patients diabétiques doivent payer de plus en plus cher leurs examens et leurs consultations, ils les espaceront de plus en plus et la société récupérera davantage d'aveugles, de dialysés et d'amputés.

Il est médicalement aberrant, socialement injuste, financièrement coûteux, de faire payer le « petit risque » en attendant la survenue de la grande complication. « Vive la franchise ! », s'exclament les deux membres du Cercle Santé société, autrement dit vive la double peine. Première peine : vous êtes malade, deuxième peine : vous payez, et si vous continuez on augmentera la franchise !

André Grimaldi, chef du service de diabétologie-métabolisme, groupe hospitalier de la Pitié-Salpêtrière (Paris).

Article paru dans *Le Monde* du 12 juillet 2007.

« Économie et santé. Réponse à André Comte-Sponville »

André Comte-Sponville (A.C.S.) a donné une conférence brillante lors de la convention « pôles et gouvernance » qui s'est tenue au Palais des Congrès le 8 octobre 2007. Pierre Coriat m'en a transmis le texte que j'ai lu avec attention, à la recherche d'un réconfort. Le philosophe y adopte la posture modeste « du planqué de l'arrière qui n'a pas de leçon à donner » ; « vous vous battez sur la ligne de feu au point que j'ai presque envie de vous présenter [...] le salut chaleureux d'un planqué de l'arrière », pour délivrer des messages de bons sens : « Il n'est pas vrai que toute mort soit un échec médical. » Sa réflexion philosophique était sensée, je suppose, aider les praticiens de terrain que nous sommes à s'élever. Au risque de tomber de haut !

Examinons une à une les évidences du philosophe.

1°) « Tant que les mortels n'accepteront pas leur essence de mortel, on aura le sentiment que la médecine échoue, y compris quand elle est au sommet », et de citer Montaigne : « Tu ne meurs pas de ce que tu es malade, tu meurs de ce que tu es vivant. » Il y a derrière ce propos de grande sagesse une certaine confusion entre deux modalités de la mort, qui ne sont pas sans évoquer les deux formes biologiques de la mort cellulaire : la première n'est que l'aboutissement de la vie comme les feuilles tombent en automne. En un sens, mourir n'est alors que cesser de vivre. Faut-il vraiment et jusqu'où combattre ce vieillissement pour prolonger la vie ? Question pour philosophes. Mais il y a l'autre mort, celle qui interrompt prématurément l'élan de la vie avec ses activités, ses projets, ses rêves, ses relations… Cette mort inhumaine fait et fera toujours scandale. Elle est à l'origine de la médecine. Le but de la médecine, et peut être plus largement le but de l'humanité, est de réduire le nombre de ces morts injustifiables en même temps que d'autoriser des fins de vie plus douces.

2°) « L'hôpital c'est *aussi* une entreprise » (c'est nous qui soulignons). Pour mettre les points sur les *i*,

A.C.S. souligne que « dans la plupart des villes de province, l'hôpital est la plus grande entreprise de la ville », comparant ainsi l'hôpital à n'importe quelle autre entreprise. Toute l'habileté et l'ambiguïté repose sur le « aussi ». En affirmant « l'hôpital est une entreprise », A.C.S. va dans le sens du vent, qui veut réduire l'hôpital à une production de marchandises. La vraie question est en fait l'hôpital est-il *d'abord* une entreprise ? La réponse pour nous est clairement non. L'hôpital répond à des besoins sociaux fondamentaux non marchands (comme la sécurité, l'école, la justice, etc.), ce n'est pas une entreprise marchande. Or, la réforme actuelle de l'hôpital cherche à transformer l'hôpital en entreprise marchande, c'est-à-dire en entreprise rentable, qui peut comme toute entreprise faire des profits. C'est d'ailleurs ce que font les cliniques privées à but lucratif et c'est ce marché rentable que convoitent les fonds d'investissement et les fonds de pension internationaux qui achètent des cliniques privées françaises en exigeant une rentabilité financière entre 15 et 20 %. Transformer l'hôpital en entreprise n'est pas sans conséquence sur la pratique médicale et sur l'organisation des soins. Désormais, il faut privilégier les activités médicales et les malades rentables, il faut augmenter les gains de productivité et organiser le travail à « flux tendu » comme « à la chaîne », il faut « flexibiliser » l'emploi en privilégiant les contrats à durée déterminée, il faut récompenser les praticiens rentables en les payant plus que les autres, etc. En fait, le projet « hôpital entreprise » met au cœur de l'exercice médical un conflit d'intérêts. Quand les directeurs d'hôpitaux demandent aux médecins une augmentation d'activité de 3 % par an, quel sens cela a-t-il pour les malades ? En réalité, on demande aux médecins de multiplier les prescriptions et les hospitalisations plus ou moins justifiées, ou de recourir à des artifices de codage pour augmenter la tarification, c'est-à-dire la facture à la Sécurité sociale. C'est hélas ce qui se passe aujourd'hui quotidiennement dans à peu près tous les services hospitaliers, comme cela se passe depuis longtemps dans de nombreuses cliniques. Gageons que pour gagner des clients et conquérir des « parts de marché », on verra bientôt sous prétexte d'information des patients, se développer la publicité hospitalière. Déjà plusieurs établissements, dont l'Institut Curie, ont embauché des directeurs de communication, qui, de manière détournée, font de la publicité pour attirer le client… C'est d'ailleurs la pratique courante de l'industrie pharmaceutique dont l'objectif immédiat est de vendre des produits rentables, quelle que soit par ailleurs l'amélioration réelle du service médical rendu. Ainsi, par exemple, les industriels produisent des analogues de l'insuline deux fois plus chères que les insulines humaines produites par génie génétique. Grâce à un marketing puissant, elles ont emporté le marché important des patients diabétiques de type 2 pour lesquels ces insulines ne présentent pratiquement pas d'avantage par rapport aux insulines de la précédente génération (NPH). Dans quelques mois les industriels vont supprimer, comme ils l'ont déjà fait, la production des anciennes insulines, moins coûteuses. Les pays riches pourront payer, les pays pauvres ne pourront pas suivre. Les enfants diabétiques insulinodépendants en Afrique meurent actuellement, faute d'insuline (*cf.* la campagne mondiale de la Fédération internationale du diabète). Quant à l'industrie, elle donne le change et redore son blason en finançant des ONG !

3°) « J'ai toujours été fasciné par la singularité, je dirais presque politique, disons institutionnelle de l'hôpital, qui est un système de double pouvoir dont je ne connais pas le pilote, entre d'un côté le pouvoir médical et de l'autre le pouvoir administratif. » Effectivement, parce qu'il n'est pas une entreprise, l'hôpital a un double pouvoir, mais le pouvoir qui doit être prédominant est le pouvoir qui détermine la finalité de l'hôpital, c'est-à-dire le pouvoir médical. S'il s'effondre aujourd'hui, c'est que le pouvoir « féodal » des mandarins n'a été remplacé que par les petits pouvoirs des chefs de service, et les pouvoirs corporatistes des syndicats médicaux. Les chefs de services hospitaliers sont donc les premiers responsables de leur perte de pouvoir au profit du pouvoir gestionnaire administratif. Une vraie réforme aurait institué un pouvoir médical collégial avec un directeur médical, des règles de fonctionnement démocratique comportant des votes à bulletins secrets, une limitation du nombre des mandats et un droit d'ingérence dans le fonctionnement des services.

4°) « Pour exercer du pouvoir, mieux vaut aimer un peu ça. » Cet éloge du chef amoureux du pouvoir par un philosophe est quelque peu déconcertant. D'autant qu'il se double d'un cliché rétro sur une « collègue, que j'aime beaucoup, femme charmante et délicieuse qui n'aime pas le pouvoir et qui donc inévitablement a été une mauvaise directrice d'UFR ». Les femmes, c'est bien connu, sont rarement faites pour le pouvoir sauf quand elles ressemblent à des hommes ! A.C.S. aurait pu oser se poser la question de la finalité du pouvoir. On a trois raisons possibles d'aimer le pouvoir :

1 – on peut aimer le pouvoir pour défendre un projet. C'est utile pour mobiliser les énergies réformatrices ;

2 – on peut aimer le pouvoir pour le restituer aux autres, c'est-à-dire pour jouer le rôle de régulateur favorisant les synergies entre les intelligences et les volontés des autres ;

3° – enfin, on peut aimer le pouvoir pour soi, c'est-à-dire pour se servir ou pour asservir, car trop souvent pour les amoureux du pouvoir comme pour les amoureux tout court, ce qui est bon c'est l'abus.

D'où l'importance des règles démocratiques : tout pouvoir devrait être limité dans l'espace et dans le temps, tout pouvoir devrait accepter un contre pouvoir.

5°) « On ne peut pas, au nom de la vérité de la première proposition, la santé n'a pas de prix, escamoter la vérité de la seconde proposition, elle a un coût. » Bien que médecin, chacun sait cela et on ne peut qu'être reconnaissant à A.C.S. de nous le rappeler. On espérait cependant un peu plus. Deux questions :

1 – que veut dire rentabilité en médecine ? Le citoyen le plus « rentable » serait le gros fumeur, mourant brutalement d'infarctus au lendemain de sa retraite, avant même d'arriver à l'hôpital. Voilà une personne financièrement rentable : elle a payé des taxes toute sa vie et n'a pas eu le temps de consommer de soins ni de profiter de sa retraite. Quand, grâce à des traitements médicaux coûteux, nous

évitons la mort par infarctus d'un diabétique, ce qui lui donne le temps de développer une insuffisance cardiaque ischémique et si nécessaire de bénéficier d'une transplantation cardiaque, puis d'avoir des complications des traitements immuno-suppresseurs, sommes-nous rentables ou non rentables ? Quand, au lieu d'amputer un patient, nous mettons en œuvre des stratégies médico-chirurgicales complexes deux à trois fois plus coûteuses pour sauver sa jambe, sommes-nous rentables ou non rentables ?

2 – quelle place faut-il laisser au conflit d'intérêts et comment le contrôler ? L'intérêt personnel ou corporatif est certes un puissant moyen de mobiliser les énergies, mais comment utiliser cette force au service d'un intérêt collectif sans manipulation ni cynisme ? A.C.S. se demande si les pôles permettent de faire des économies ou s'ils sont coûteux. Il n'a pas compris la philosophie de la T2A. Sûrement parce qu'on la lui a mal expliquée. Il ne s'agit plus de savoir si on coûte ou si on économise, il s'agit de savoir si on est rentable, c'est-à-dire si les dépenses sont couvertes par les recettes ou, mieux, si les recettes dépassent les dépenses. Or, il y a des activités hospitalières mieux payées que d'autres. Ce sont en général celles qui peuvent être réalisées dans les cliniques privées à but lucratif, par exemple la chirurgie de la cataracte ou l'exérèse des mélanomes. La question pour l'hôpital est la

suivante : doit-il réaliser des actes médicaux correspondant à sa double mission, d'une part sociale et d'autre part de haute performance (technique et humaine), ou doit-il chercher à faire de l'argent ? Le but des pôles est de favoriser la logique commerciale grâce à une mutualisation des moyens (gains de production) et à la recherche de « nouvelles parts de marché ». C'est tellement vrai que dans les réunions médicales de pôle, on ne parle pratiquement jamais de médecine, jamais de qualité, mais seulement de quantité !

6°) « La question de l'articulation entre l'intérêt légitime de tel ou tel corps professionnel et l'intérêt légitime des patients et plus généralement de la nation n'est jamais explicitement posée. » C'est justement le propre de toute situation comportant un conflit d'intérêts. On parle peu de l'articulation entre l'intérêt légitime des fabricants d'armes et « l'intérêt légitime » des peuples. A.C.S., plutôt que « d'appuyer le doigt » sur la plaie « des cadres santé », accusés de corporatisme, aurait pu évoquer d'autre intérêts corporatistes, par exemple, ceux des médecins libéraux. A.C.S. se dit grand partisan de la médecine libérale où le malade paie son médecin. Ainsi, pour maintenir son niveau de revenus, le médecin est amené à multiplier les actes plus ou moins utiles. Et la défense acharnée du paiement à l'acte par le syndicat des médecins libéraux se fait toujours au nom de l'intérêt des malades !

7°) « Essayez tous un bon anti-dépresseur, vous allez voir que ça change quelque chose, même quand on n'est pas malade. » L'idée se répand que grâce aux médicaments, on pourrait devenir « super normal » et A.C.S. polémique à juste titre contre ce « pan-médicalisme ». Il s'agit pour l'essentiel d'un combat contre des moulins à vent. Tout le monde se rappelle les complications cardiaques graves provoquées par des coupes faim pris pour perdre quelques kilos avant de s'exposer sur la plage. S'il était vrai que la prise d'un médicament rend sans aucun inconvénient heureux ou seulement plus heureux, au nom de quel principe faudrait-il en limiter l'usage ? La question des traitements dits de confort ou des traitements pour bien portants est double : quel est le bénéfice/risque pour l'individu et qui doit en supporter le coût ? La société peut décider de l'ordre de ses priorités. C'est à elle de dire si le coût doit être à la charge du bénéficiaire ou s'il doit être pris en charge par la solidarité nationale. Après tout, la société a bien décidé de rembourser des cures thermales ou des pilules homéopathiques jugées médicalement inefficaces. Il est évident que la société ne peut pas tout rembourser. La Sécurité sociale a été créée pour répondre aux besoins de santé des citoyens indépendamment de leurs revenus, mais il s'est en réalité toujours agi des besoins de santé socialement reconnus et non des besoins de santé personnellement ressentis.

8°) « Toute votre vie, vous coûtez une certaine somme à la Sécu, la moitié de cette somme vous la coûtez dans les six derniers mois de votre vie. Je ne sais pas ce que vous en pensez, mais pour le citoyen que je suis, pour le mortel que je suis, sincèrement ça ne me paraît pas raisonnable. » Cette position raisonnable est celle d'un bien portant ayant une espérance de vie de plusieurs années. Toutefois, à y regarder d'un peu plus près, le fait que l'on dépense la moitié des coûts de santé de toute sa vie dans les six derniers mois de la vie, est tout à fait explicable :

1 – en général, on ne sait pas quels sont les derniers mois de vie. Il est donc assez mal aisé de décider de réduire les coûts des six derniers mois ;

2 – ensuite, et fort heureusement, l'immense majorité de la population ne dépense pratiquement rien pour sa santé pendant toute sa vie sauf avant la maladie mortelle, et comme chacun sait, lorsqu'on a rien dépensé pendant toute sa vie, il est facile de dépenser deux fois ou trois fois, ou beaucoup plus même, en quelques mois. Ce n'est pas raisonnable,

peut-être, mais en tout cas c'est rationnel ! Quoi qu'il en soit, cette affirmation selon laquelle on dépense plus de la moitié des coûts de santé dans les six derniers mois de la vie est complètement fausse pour les 8 millions de malades chroniques, diabétiques, insuffisants cardiaques, dialysés, sidéens, polyarthritiques, coronariens, greffés, malades atteints de sclérose en plaque ou de parkinson…, qui utilisent 50 % des dépenses de la Sécurité sociale et dont les derniers mois de vie ne coûtent souvent guère plus chers que les mois qui ont précédé.

9°) « La France a plus de 1000 milliards d'euros de dette, plus de 2 000 milliards d'euros si on compte les retraites du service public » ; « les adultes sont là pour s'occuper des enfants, on n'a jamais vu depuis 100 000 ans qu'au même titre les enfants étaient là pour s'occuper des parents ». A.C.S. n'est pas économiste, moi non plus, mais il ne devrait pas céder au fétichisme de l'argent et s'interroger sur la signification des dettes par rapport à la richesse matérielle réellement produite. Il suffit de se rappeler que l'Argentine, pays riche, un jour a fait faillite et que son nouveau gouvernement a eu l'audace de ne pas payer ses dettes sans que pour autant les créanciers du FMI et des pays développés s'en soient plus mal portés. On a vu et on voit comment les banques centrales fabriquent des milliards d'euros et de dollars pour faire face au manque de liquidité et éviter que la crise financière spéculative, dite des « subprimes », ne débouche sur une réelle récession.

Quant à la phrase sur les enfants qui ne sont pas là pour s'occuper des parents, elle est quasiment « postmoderne ». Au contraire, du fond des âges, les adultes ont eu la double charge de leurs enfants d'une part, et de leurs propres parents d'autre part. Les trois générations ont d'ailleurs souvent cohabité sous le même toit, et ce sont les enfants qui arrivés à l'âge du travail, devaient quitter la maison pour gagner leur vie. Le culte des anciens vient au contraire des millénaires et ce n'est que de façon très récente qu'une priorité a été accordée aux enfants. Le culte des jeunes et la relégation des vieux est d'une grande modernité.

10°) « Le pan-médicalisme a une conséquence toute simple, c'est le trou de la Sécu. » Là encore, le propos est insuffisant. A.C.S. confond trou de la Sécu et augmentation des dépenses de santé. L'augmentation des dépenses de santé ne creuse pas automatiquement le trou de la Sécu, car ses dépenses sont bien souvent supportées par les ménages ou par les mutuelles. Le trou de la Sécu tient non seulement à l'excès de dépenses, mais aussi au manque de recettes. Or, les recettes de la Sécu diminuent en période de chômage, baissent lorsque le gouvernement décide des exonérations de charges, se réduisent lorsque de nombreux revenus échappent aux cotisations, par exemple les stock options mais aussi tout le « travail au noir ». Philippe Seguin, Président de la Cour des comptes, a estimé que l'absence de taxation des stock options entraînait un manque à gagner pour la Sécurité sociale de 3 milliards par an. Si on prend en compte que le marketing de l'industrie, avec 23 000 visiteurs médicaux, coûte également 3 milliards d'euros, on s'aperçoit qu'il y a là 6 milliards d'euros, soit exactement le trou de la branche maladie de la Sécurité sociale.

11°) « Ce que le corps social demande à la médecine, c'est de ne pas mourir, de ne pas vieillir, de ne pas souffrir. » On retrouve là l'antienne culpabilisante sur les consommateurs boulimiques de soins que seraient les Français ! Hélas, cette phrase excessive est fausse. Il est vrai que le corps social demande de ne pas souffrir, et il a parfaitement raison, mais il est faux qu'il refuse de mourir. Le pays est même secoué de débats récurrents sur l'euthanasie et le droit à mourir dans la dignité. Il est également faux que le corps social ne veut pas vieillir. Chacun d'entre nous ne veut pas devenir dément et dépendant, ce qui est tout autre chose et semble assez légitime. Par contre, il est vrai que les marchands cherchent à créer un besoin artificiel de rajeunissement en promouvant la DHEA et autre pilule miracle. C'est aussi le revers de la dévalorisation des personnes âgées. On ne peut pas à la fois céder au jeunisme et reprocher aux vieux de tout faire pour rester jeunes. Il faut choisir !

12°) « Les politiques ne vous disent pas comment vous devez soigner, ils vous disent combien vous pouvez dépenser. » « De quel droit ? Du droit du peuple souverain, du droit de celui qui décide, c'est ce qu'on appelle la démocratie, et du droit de celui qui paie. » Que je sache, les médecins, pas plus que les malades, ne remettent en cause la démocratie, mais cette leçon de civisme serait bienvenue si on avait réellement entendu parler de la santé et de la réforme des hôpitaux lors de la campagne présidentielle. On a seulement entendu parler des franchises médicales, parfaitement inégalitaires puisqu'elles touchent plus les malades que les bien portants, plus les malades graves que les malades peu graves, plus les pauvres que les riches. De plus, le gouvernement a inventé une justification ahurissante : les franchises serviront à payer le plan Alzheimer, le plan cancer, et les soins palliatifs de fin de vie ! On aurait aimé avoir l'avis d'André Comte-Sponvile sur cette triple peine : 1re peine = je suis malade, 2e peine = je paie, 3e peine = je paie pour les autres maladies et leur prévention. Quand il nous dit que « l'argent que vous dépensez n'est pas votre argent, on n'est pas dans une logique de générosité, soigner ce n'est pas votre devoir, c'est d'abord votre métier », il oublie que ce métier c'est aussi un devoir, et c'est pour cela que nous sommes plusieurs à ne pas compter notre temps et à donner plus que nous recevons. Visiblement, le débat sur les valeurs, paraît-il si important lors de la campagne présidentielle française, n'était qu'un trompe-l'œil, comme le « salut chaleureux du planqué de l'arrière » n'était qu'une bonne manière. Le professeur reconnaissant, modeste, prudent, se transforme en donneur de leçons, voire en donneur d'ordres : « Faites votre boulot et fermez la ! »

13°) Enfin, « l'hôpital est un lieu tragique parce que vous êtes confronté à deux logiques, l'une et l'autre légitime, la logique morale (la santé n'a pas de prix), une logique économique (la santé a un coût). » C'est ce qui est inscrit dans le code de déontologie : nous devons certes soigner les patients, mais au moindre coût selon la formule du « juste soin au juste coût ». Nous avons donc un double devoir : un devoir de soin et un devoir d'économies. Mais la logique qu'il faut discuter et que A.C.S. escamote, c'est la logique du profit. La santé doit-elle être un business ? 23 % des hospitalisations en France ont lieu dans des cliniques à but lucratif, ces cliniques appartiennent pour l'essentiel à des consortium internationaux dépendant de fonds d'investissements, exigeant un taux de rentabilité financière supérieur à 15 %. La Générale de santé est entrain de racheter les cliniques de la Croix-Rouge, Blackstone a acheté 40 cliniques cet été, Benetton investit dans la santé, Air Liquide et Nestlé sont déjà implantés. Tout le monde se prépare à une privatisation juteuse. Qu'en dit le philosophe ? Rien... Il parle seulement des choix individuels de la médecine libérale. Certes, on ne peut plus répéter sans nuance la veille utopie « à chacun selon ses besoins », mais peut-on sans gêne la remplacer par la formule cynique : « à chacun selon ses moyens », même si on est résigné, et même si on a des moyens ?

L'égalité d'accès aux soins est-elle devenue un concept ringard ? L'ancien secrétaire général de Force Ouvrière, Marc Blondel, connu pour sa gouaille, avait cette formule qui nous paraît exprimer l'aspiration profonde des citoyens de la vieille République sans culotte : « J'accepte de gagner moins que le Baron Sellières, mais je veux être soigné aussi bien que lui. »

André Comte-Sponville, par empathie pour nos difficultés à avaler la pilule de la réforme de l'hôpital, a sûrement voulu nous encourager et nous apporter le témoignage d'un philosophe qui a dû en avaler bien d'autres. Nous le remercions, mais nous sommes au regret de lui dire : « Ça ne passe pas ! »

André Grimaldi, « Économie et société. Réponse à André Comte-Sponville », *ContreTemps*, n° 22, mai 2008.

Table des matières

Avant-propos. Pourquoi cet essai sur l'hôpital ? 9

Introduction 13

Chapitre 1. La pénurie médicale 17

La pénurie médicale et ses conséquences 21
Les 35 heures ou comment prendre ses RTT 27

Chapitre 2. Hôpital entreprise, concept mortifère..... 29

Le juste soin au juste coût 32
Les conséquences de la logique marchande 36

Chapitre 3. La tarification à l'activité dite « T2A » ... 39

Et si on jouait à la T2A ? 42
Une nouvelle catégorie : les malades non rentables...... 46
La pseudo-activité induite par la T2A 48
L'ONDAM : un budget global national ! 51
La puissance restructurante de la T2A 56
L'alternative au tout T2A 60
La T2A et la qualité des soins 64

Chapitre 4. La « nouvelle gouvernance »................... 71

Les pôles de gestion 73
L'usine à gaz 76

Les nouveaux médecins gestionnaires 79
La petite loi.. 81
Les nouveaux directeurs... 86
Le rapport Vallancien.. 89

Chapitre 5. Maladie aiguë – maladie chronique 99

Quelle « prise en charge globale » ? 102
Les deux médecines 105

Chapitre 6. L'évolution du rapport au pouvoir des différentes disciplines médicales 115

Le modèle bio-médical et technologique 118
L'ère de la santé publique 119

Chapitre 7. Le coût de la santé et le trou de la Sécu 125

Le marketing industriel 127
La médecine prescriptive et ses conséquences............. 139
L'augmentation des besoins.. 146

Chapitre 8. Retour sur l'hôpital public et ses défauts de fonctionnement 151

Un défaut d'accueil et d'écoute des patients................ 151
Un carcan bureaucratique... 155
Des conflits de pouvoirs... 162
La fin des mandarins, le développement des corporatismes 167
Le manque d'évaluation des pratiques.......................... 170
Affaiblissement de la légitimité des CHU..................... 173
La crise des vocations 177

Chapitre 9. Une autre réforme est possible............... 181

Principes pour une réforme du système de santé 182
Les principes d'une réforme de l'hôpital 196

Faut-il maintenir l'activité médicale privée
à l'hôpital public ? 216
Principes pour une réforme des études médicales 222

Chapitre 10. Retour sur l'actualité 229

Chapitre 11. L'État au service du libéralisme économique 233

Annexes 247

« Vive la franchise médicale ! » 249

« La franchise, une erreur médicale, sociale et économique » 255

« Économie et santé. Réponse à André Comte-Sponville » 261

Photocomposition Nord Compo
Villeneuve-d'Ascq

Achevé d'imprimer par Dupli-Print
à Domont (95) en janvier 2013
Imprimé en France

Dépôt légal : avril 2009
N° d'impression : 220991
35-57-4000-2/03

Pour l'éditeur, le principe est d'utiliser des papiers composés de fibres naturelles, renouvelables, recyclables et fabriquées à partir de bois issus de forêts qui adoptent un système d'aménagement durable.
En outre, l'éditeur attend de ses fournisseurs de papier qu'ils s'inscrivent dans une démarche de certification environnementale reconnue.